自然治癒力を高める連続講座

⑥

元気を引き出すサプリメント

―選び方、利用法の基礎知識―

元気を引き出すサプリメント

目次
CONTENTS

5 **特集① サプリメントの理想と現実**

6 サプリメントは本当に必要ですか？……対談 帯津良一（帯津三敬病院名誉院長）＆上野圭一（翻訳家・鍼灸師）

25 **特集② サプリメントと予防医学**

26 がんの予防は免疫力が高まる食事から……安保 徹（新潟大学大学院医学部教授）

36 誰にでもわかるビタミン・ミネラルの新常識……佐藤 務（稲毛病院整形外科・健康支援科部長）

56 サプリメントの選び方、見分け方基礎知識……蒲原聖可（東京医科大学客員助教授）

67 **特集③ サプリメントをもっと知る**

68 やさしい栄養学入門……生田 哲（薬学博士）

82 健康食品・サプリメントのウソ、ホント？……後藤典子（NPO法人日本サプリメント協会代表理事）

表紙アート／はせくらみゆき（アートセラピスト）
デザイン／スタジオY2

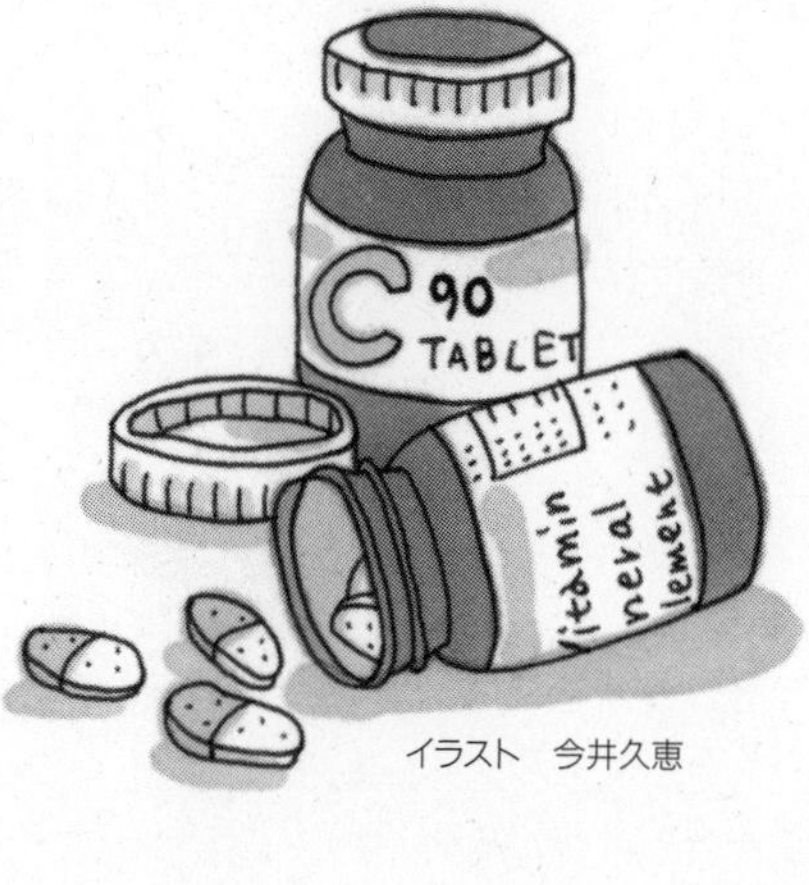

イラスト　今井久恵

第6号のごあいさつ

ご承知のように健康指向に乗ってサプリメント、健康食品の人気が上昇しています。コンビニやドラッグストアでは目立つ場所に置かれ、新聞を開けば、サプリメント通販の全面広告も珍しくありません。これだけ消費需要があるということです。

では、なぜサプリメントがこれほどまで人気になってきたのでしょうか？　ひと昔前までは、健康食品関係は「効く、効かないは不明な、うさんくさいもの」という印象がまつわりついていました。薬や化粧品は「薬事法」が適用され、その成分や製造、保管に至るまで厳しく管理されていますが、明確な定義のないサプリメントは、いわゆる成分抽出した、あくまでも食品です。

つまり、食品であり薬ではないため、効果・効能を明示すると薬事法違反になるので商品の外箱にはもちろん、チラシや広告にも効果・効能が表記できないため、利用者の不信感を招いていたのです。しかし、本書第1号、「健康と病気とあなたの自然治癒力」の文中で東京医科大学名誉教授の藤波襄二先生は、「サプリメントは代替医療というけれども薬とある程度成分は同じです。草根《そうこん》木皮《もくひ》やカニの甲羅《こうら》、鮫《さめ》の軟骨、蜂《はち》の巣だとか、自然のものから取っていますから、有効成分をみると薬であるということと、そんなに差はないんじゃないかと私は思います」と言っています。

これこそ、かってはうさんくさい存在だったサプリメントが、今日では急速に認められてきているエビデンス（根拠）ではないでしょうか。

今号で登場の稲毛病院整形外科・健康支援科部長の佐藤務先生は、「マルチビタミン・ミネラル、EPA、DHAなどのサプリメントを日常的に摂ることは、歪《ゆが》んだ食生活が原因でおこる病気、糖尿病、高血圧、脳卒中、生活習慣病などの予防につながる」と言っています。

ガン、生活習慣病予防、老化防止、美容、美肌、ダイエットなど、用途や目的は人それぞれ多様ですが、元気を引き出すサプリメントの正しい選び方、利用法の参考に、本書をご活用下さい。

特集 1

サプリメントの理想と現実

対談
サプリメントは本当に必要ですか?

帯津 良一
(帯津三敬病院名誉院長)

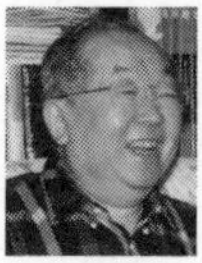

Ryoichi Obitsu

東京大学医学部卒業。医学博士。帯津三敬病院名誉院長。帯津三敬塾クリニック顧問。日本ホリスティック医学協会会長ほか役職多数。がんなどの治療で患者の自然治癒力を引き出すホリスティック医学、ホメオパシーの第一人者。著書多数。

上野 圭一
(翻訳家・鍼灸師)

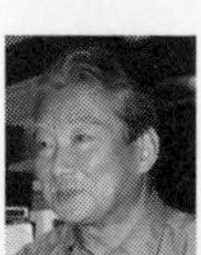

Keiichi Ueno

早稲田大学卒業。日本ホリスティック医学協会副会長。代替医療利用者ネットワーク副代表。消費者、市民、エコロジー等の幅広い視野で鋭い理論を展開。アンドルー・ワイル博士の訳者でも有名。著書に『代替医療』(角川書店)他。訳著書多数。

サプリメントは本当に必要ですか？

現代人の食生活、その理想と現実

対談

帯津良一（帯津三敬病院名誉院長）×上野圭一（翻訳家・鍼灸師）

サプリメント、健康食にまつわる良い情報、悪い情報が氾濫している今日、信頼性が不十分なのに、現実には摂取する人が右上がりで増えています。

サプリメント、健康食品が必要なものならば、私たちの食生活にどう取り入れていけばいいのでしょうか？

ホリスティック医療の大家おふたりに語って頂きました。

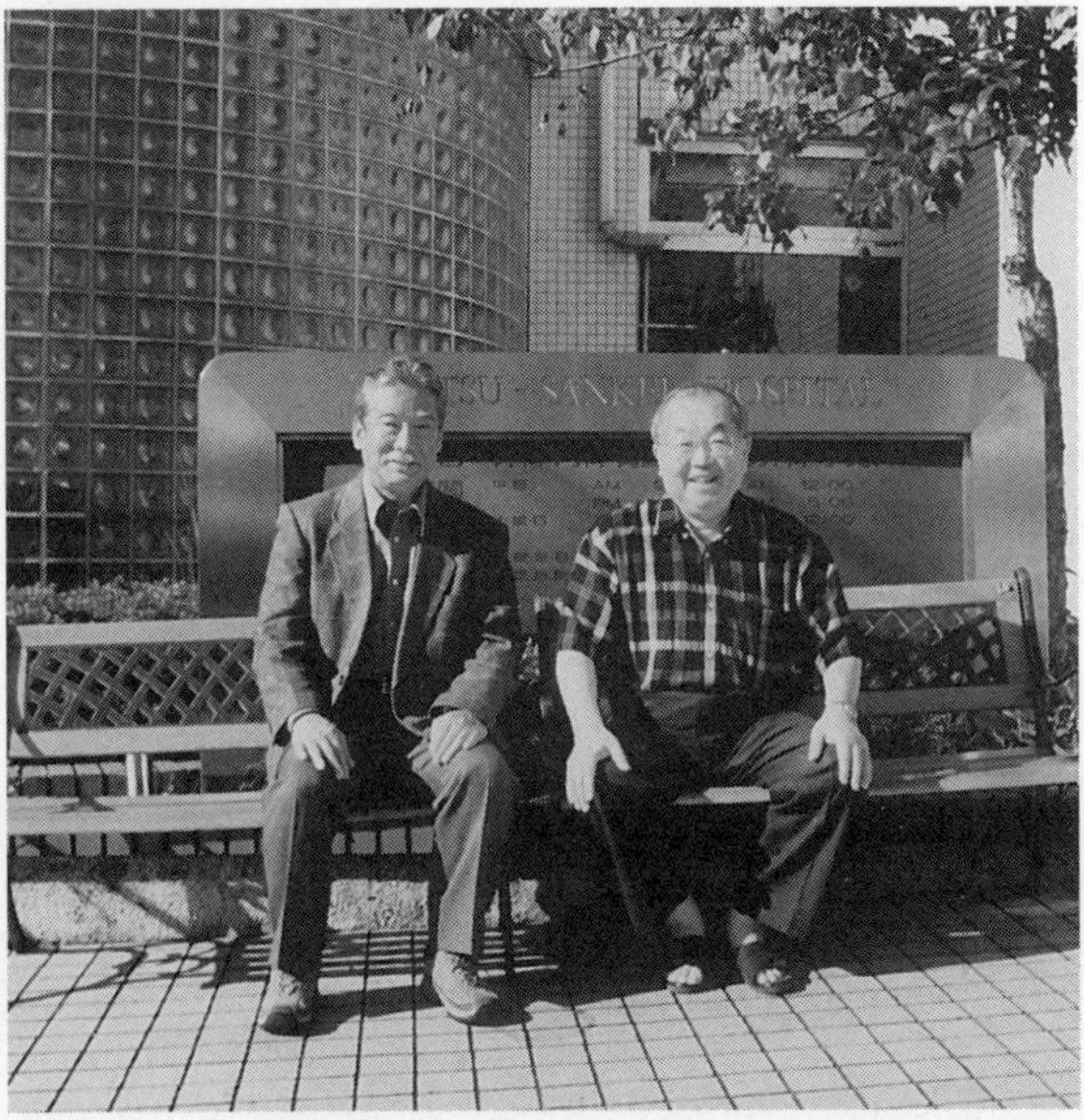

日本人の食生活に取り入れるべきなのか？

対談　帯津良一（帯津三敬病院名誉院長）×上野圭一（翻訳家・鍼灸師）

三度の食事を補うため？　それとも病気を治すため？

上野　サプリメントという言葉が日本で使われるようになったのは最近です。以前、『ワイル博士の健康相談』（アンドルー・ワイル著　角川書店刊）という6冊のシリーズを翻訳したとき、そのうちの1冊にサプリメントに関する巻がありました。しかしサプリメントという言葉はその頃にはまだ日本で馴染《なじ》みがないので「ビタミンとミネラルとハーブ」というタイトルに変えた覚えがあります。それほど古い話ではありませんから、最近使われるようになった言葉だと思います。

帯津　サプリメントは少し前まではビタミンやミネラルのことで、日本では少なくともアガリクス（キノコの一種）やプロポリス（ミツバチが集める樹脂の成分）などは言わないのかと思っていました。しかし今はそれも含まれています。

上野　栄養補助食品や健康補助食品と表現したり、機能性食品と言われるものもあります。

帯津　現在、患者さんの間では健康食品やサプリメントなどと言うことが多いようです。

上野　ようするにサプリメントとは三度の食事を補うものというのが基本的な意味でしょう。それに加えて治療的なもの、つまりセラピューティックなものという意味と両方あると思います。

サプリメントを摂っていれば　それでいいのか？

上野　まずはじめに、必ずしも治療は必要ないという一般の健康な人にとってのサプリメントの意義を考えてみたいと思います。

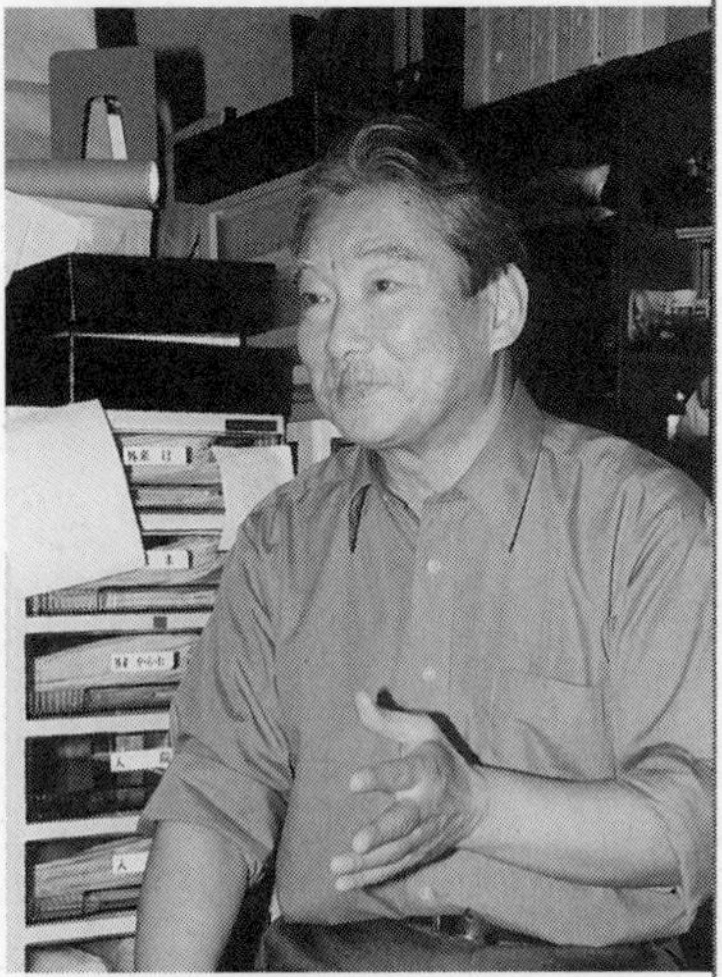

上野圭一
（翻訳家・鍼灸師）

うえのけいいち
早稲田大学卒業。日本ホリスティック医学協会副会長。代替医療利用者ネットワーク副代表。消費者、市民、エコロジー等の幅広い視野で鋭い理論を展開。アンドルー・ワイル博士の訳者でも有名。訳書に『癒す心、治る力』（角川書店）、『ワイル博士のナチュラル・メディスン』（春秋社）、『ワイル博士の医食同源』（角川書店）等。著書に『補完代替医療入門』（岩波書店）、『代替医療』（角川書店）。

サプリメントに対しては色々な立場がありまして、サプリメントなんかいらないのだ、といういわば自然食派というのでしょうか、そういう立場もあれば、必要悪として必要だという立場、そして積極的に必要だとする立場と大きく分けて3つの立場があります。

帯津　ビタミン外来の佐藤務《つとむ》医師をご存じですか。

彼の考えは、たとえば野菜一つとってもビタミン含有量など質がかなり落ちているので、ある程度はサプリメントで補った方がいいのだというところからでていますね。

上野　確かにそれは事実だと思いますね。同じ野菜でも昔と比べると質が落ちている。

帯津　見かけはきれいになりましたけれどね。

上野　たとえば、安保先生が「働き過ぎはよくない」と盛んにおっしゃっていますよね。もっとゆるやかに生きてみてはどうかと語られています。

ようするに、働き過ぎてストレスをため過ぎるのはよくない。確かにそうですけれども、その中には精神的なストレスと同時に、食生活も乱れがちであるということが当然含まれている。ライフスタイルというか生き方そのものが問題であると安保先生は説いているのだと思います。それはサプリメントで補う程度のこ

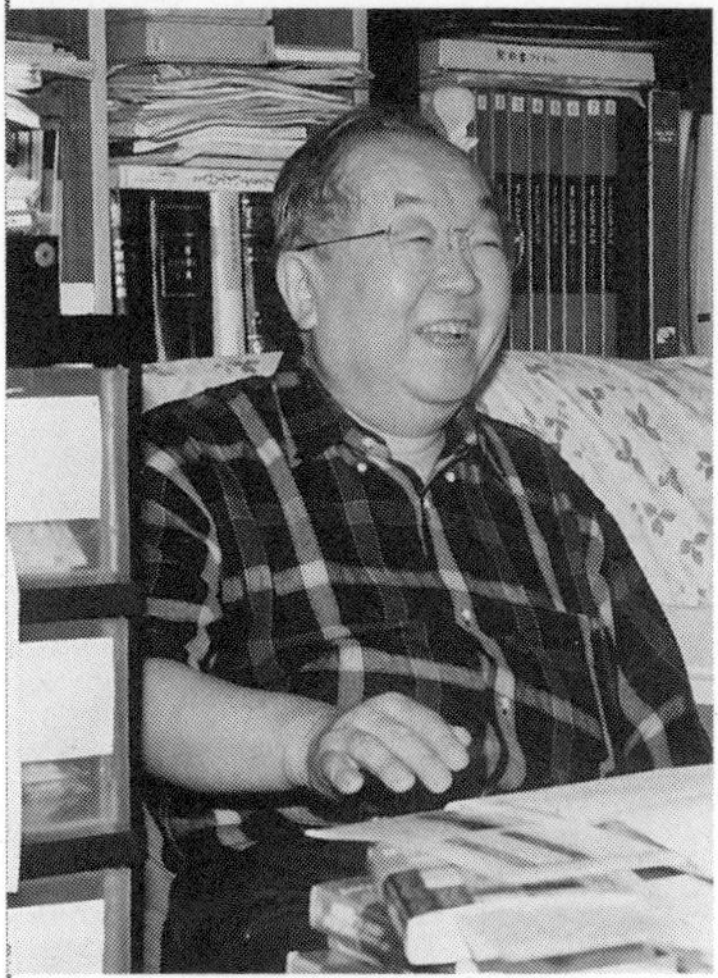

帯津良一
（帯津三敬病院名誉院長）

おびつりょういち
東京大学医学部卒業。医学博士。帯津三敬病院名誉院長。帯津三敬塾クリニック顧問。日本ホリスティック医学協会会長、日本健身気功協会会長ほか役職多数。西洋医学だけでなく、伝統医学・民間療法などあらゆる療法を取り入れ、みずからも気功法を実践。がんなどの治療で患者の自然治癒力を引き出すホリスティック医学の第一人者。著書多数。

とで解決する問題であるかどうか。

帯津　やはり本来の食生活は常に考えていなければいけないでしょう。食生活をいっさい配慮しないでサプリメントだけというのはいけません。

上野　実際にそういう人はいますからね。サプリメント・シンドロームといって大量にそれをやっていれば大丈夫だという、頭だけで考えて自分の体に聞かない人が増えているのではないでしょうか。アメリカ人にはそういう人がたくさんいて、日本人にその悪い面が伝わり、広まっているという一面があります。

帯津　やはり健康な人の場合は体全体にはどんな食がいいのかホリスティック（体、心、精神の調和）に考え、部分的に足りないところ、弱点を補っていくという形でサプリメントを利用するのがよいと思うのです。

日本のスローフードはファッションに過ぎない！

上野　伝統食といいますか、インドや中国の伝統的な食生活の場合、すべての食べ物には陰陽虚実《いんようきょじつ》などの性質があるとされています。家庭の主婦がその基礎知識を持っていて、自分と家族の健康状態をみてからその日の献立を考え、体を冷やすものか、温めるものか、鎮静化《ちんせい》するものか、活性化するものかなど、体調に適した材料を選んできました。食べ物そのものが薬である、医食同源、薬食同源というそうした思想からすると、サプリメントという考え方自体、生まれる余地がなかったと思うのです。

日本も、中国医学の理論などと比べるとゆるやかなものですけれど、旬《しゅん》のものを選ぶ、食べ合わせを考えるといった「おばあちゃんの知恵」というような食生活に対する処方箋《しょほうせん》がありました。そのおかげで我々の先祖は強い遺伝子を残してくれたのではないかと思います。それが現代になって伝統的な生活が維持できなくなっていろいろな問題が多発してきた。どういう形でそれを取り戻していくのかが大きな課題です。一つの答えとして田園生活に戻るということがありますけれど、すべての人ができるわけではありません。となると、大部分の都会に残った人たちはどういう生き方を意識すべきなのでしょうか。

帯津　我々が子どもの頃は物が不足していたけれど、だいたい家族が皆そろって食事をしました。あの頃の家庭の主婦がつくる和風の粗食で良かったのです。やはり本来は、元に戻って家で作ったものを食べるという習慣づけをしなければ駄目だと思います。

上野　それにしても若い人たちは相変わらずファストフードに行っています。ヨーロッパではファストフードにはっきりと対抗する形でスローフードという思想・実践が出てきました。でも日本に入ってくると一つのファッションのようになってしまいました。おばあちゃんの世代の食事こそがスローフードなのに、そこまではいかないで相変わらず断絶がある。その問題とサプリメントは絡《から》んでいると思うのです。

帯津　中国でもマクドナルドが来たときは凄《すご》かったのです。人がたくさん集まって、ファストフードというよりはむしろ西洋的な新しいものに触れるといった感じでした。

上野　新しい文明ですよね。さすがにイタリアは、文明が一番進んだ国ですからマクドナルド的な文明には驚きません。最初にマクドナルドが進出しようとしたときに、それが世界のどういう位置づけにあるのかを知っていて、マクドナルドは自分たちには必要ない、来させないという知恵を持っていたわけです。でも入ってきてしまった。それに対抗してスローフードを考えようと一歩進んだわけです。そのあたりが日本は少し中途半端です。マクドナルドの第1号店が銀座のど真ん中にできたときも、どちらかというと中国と大差のないような形で群がっていたように思います。

帯津　少なくとも、現代の人たちは、若いときから食事に対して関心をもつことが大切だと思います。関心をもって行《おこな》っていくのでさえあれば、それが多少ノーマルではないとしても、それはそれでいいと思うのです。私の場合は、大地の気をいっぱい持っている食べ物がいいのだという、それだけです。だから動物性より植物性のものの方がいい、添加物とか農薬が入っていない方がいい、その土地で取れたとれたてのものがいい。そうすると、昔ながらの食生活とかなり一致してくるのです。あとは、おいしくなければいけないと考えています。

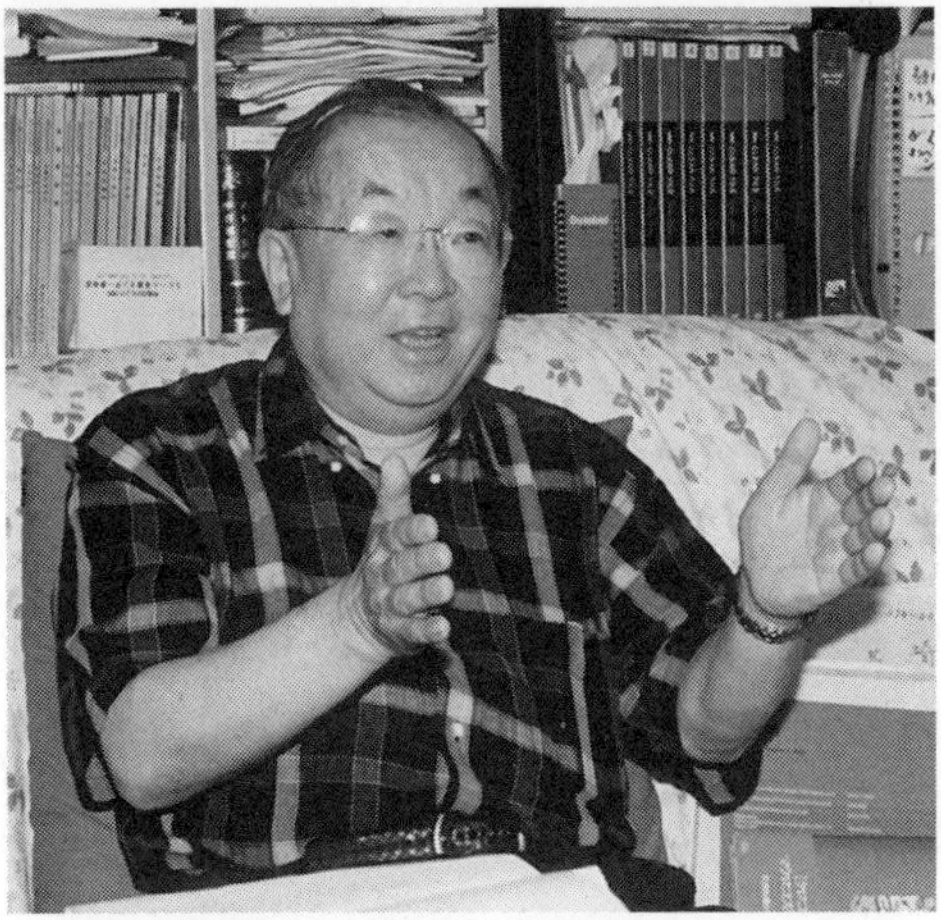
帯津先生も血栓予防に納豆キナーゼを毎日飲んでいます。

　帯津三敬病院の患者さんは、必ず幕内秀夫さん（フーズ＆ヘルス研究所所長。『粗食のすすめ』の著者。帯津三敬病院等で食事相談を行っている）の指導を受けます。入院、外来ともこれを受けないで素通りする人は少ないです。幕内さんの話を聞いてよかったという人はたくさんいます。こうして学ぶことによって、食生活に対して自分の線をある程度築いた上で、サプリメントを摂取します。自分の食事に対する最低の考え方を持つようにすべきなのです。

上野　それは大事ですね。でも、どうやってそれを取り戻すかは本当に難しい問題です。学校でもそのことを教えられる先生は少ないでしょうし、家庭でもということになると非常に危機感をおぼえます。

ホリスティック医療の一翼《いちよく》を担う可能性

対談　帯津良一（帯津三敬病院名誉院長）×上野圭一（翻訳家・鍼灸師）

エビデンス（科学的根拠）のないところにも可能性が秘められている

上野　今度は、健常者から患者さんの方に話を移したいと思います。帯津三敬病院では、サプリメントに対して、どのような立場をとられているのでしょうか。

帯津　私は、基本的に健康な人がサプリメントに手を出す必要はないと考えていますが、患者さんには摂取した方がいいと言っています。戦略を立てる中ではサプリメントの摂取もあるわけです。現実には患者の皆さんはコマーシャリズムの中でたくさんの情報を持っています。私がすすめて初めてそれを手にするという人は例外です。だからむしろ、7種類8種類と摂《と》っている人が、少なくしたいので選んでほしいなど、サプリメントを減らす方向で選ぶことが多いのです。

がんのような病気はやはり体の問題だけではありませんから、プラシーボ（偽薬《ぎやく》、思い込み）効果を大いに利用しなければいけません。効能は鵜呑《うの》みにはできないとはいえ、期待して持っているだけでもいいと思います。それから、現在のサプリメントは、臨床試験までは行かないけれども、動物実験レベルでは、ある程度エビデンス（科学的根拠）はあります。そしてさらに、エビデンスのないところでもっと様々な可能性を秘めていると思うのです。

患者さんに薦《すす》めるときには、その人の病状に合わせて作用別に考えなくてはいけません。免疫系を高める、抗酸化《こうさんか》作用、血管新生《しんせい》阻害《そがい》、腸内細菌層《さいきんそう》への働きかけなど説明をしながら、私の方で決めるのではなくて、ある程度、的《まと》を絞《しぼ》ってもらい、あとは自分で選択してほしいと言っています。

上野　帯津先生の場合、ありとあらゆる事について、柔軟な対応をされているので、実際に相談される人は気持ちが楽になると思います。

本当はそれぞれ性格も違うし、体質も違うし、悩みの質も違う。一人で悩んで医師にわかってもらえないというように感じている中で、帯津先生に会われて初めて救われたという人が多いのではないか、そうしたことがサプリメント一つとっても言えるのではないでしょうか。ところが、現実にはそんなものはいらないだろうというドクターも多いのではないですか。

帯津 そうですね。がんの場合に、西洋医学陣営のドクターで、サプリメントは科学的ではないし、やめた方がいいという人がいます。それは、かなり根強いものがあります。きっと他の病院ではあまりドクターが相談に乗らないから、患者さん同士の情報交換になってしまうのではないですか。

上野 ドクターに言っても聞いてくれないだろうということで。

帯津 怒られるくらいでね。ただ、いま若いドクターの中でそうしたことに目を向ける人が出てきました。少しずつ増えてきたことは確かです。

患者さんもサプリメントを飲もうと思ったとき不適正なことを言われますと、気勢をそがれるといいますか、効き目が何割か減じますよ。逆に「科学的なエビデンスはないかもしれないけれど、可能性はあるからやってみなさいよ」と言ってもらえれば、随分効果も違うと思います。

上野 それが先生がよく語られている「別にホームランではなくても、シングルヒットにつながればいい」という治療効果の一つのきっかけになりうるのですね。

大量生産では大自然の息吹《いぶき》が薄まってしまう

帯津 やはりサプリメントも大自然の息吹を運んでくれるものだと思うのです。エビデンスがあるところとないところがあり、エビデンスがある部分が大きいほど、それは頼りになりますが、エビデンスがないものも馬鹿にできません。たとえば、本来の代替《だいたい》療法的な考え方で、自然のスピリットをもってくるということがあるのではないかと思うのです。

上野 そういう意味では、錠剤、その他の形態にしろ大自然の息吹を伝える媒体《ばいたい》であるためには、できるだけ合成度の少ないといいますか、自然に近いスピリットを保《たも》ったまま、体に入れたいものですね。

そうすると、その同じ名前がついた製品でも差があるということになると思うのです。必ずしも、すごく値段の高いものが息吹が強いものではないという現実も一方ではあるはずです。

帯津　業者さんがもってきたサプリメントの製造所の住所などを見ると、ずいぶんと自然に囲まれたのどかな所にあって、本当に工場などあるのかと不思議に思うことがあります。

上野　そうした小さな町の工場のようなところで、手作りをしているものの方が大自然の息吹は強そうな気がします。多少、非衛生的かもしれませんが（笑）。

帯津　近頃は味の素や日清製粉、中島水産などがどんどんサプリメントを出し始めました。そのような大手のものは、小さいところよりは、安全管理や品質においては信用ができそうな気がします。

上野　よく管理はされているけれど、大量生産のシステムの中で、大自然の息吹がうすまっているのではないかという不安感もありますよね。

サプリメントはホリスティックに活用してこそ力を発揮！

上野　帯津先生は、一方では、ホメオパシー（同種療法《どうしゅりょうほう》、代替療法の一つ）をやってらっしゃいます。その中にサプリメントなどを取り入れていくというのは、ホメオパシー的に見て問題はないのでしょうか。

帯津　ご存じだと思うのですが、ホメオパシーはミントやコーヒー、それから当然、ステロイドや抗がん剤などの薬剤もきらいます。

患者さんのためには競合して両方のレベルが落ちたとしても、足し算して1より上ならいいわけです。だから、入院している人、退院している人、どんな状況にあってもホメオパシーもやっています。

ホメオパシーのいい点は、直接スピリットのところに働きかけることだと思います。元気が出て、気力が出てくるのです。数値は変わらなくとも、「痛みが平気になってきました」、そういう方が多いのです。だから、ホメオパシーは独特なものを持っていると思う

ホメオパシーについては、本書第１号「癒しのホメオパシー入門」、第５号「うつ、ストレスに効くホメオパシー」でも解説しています。

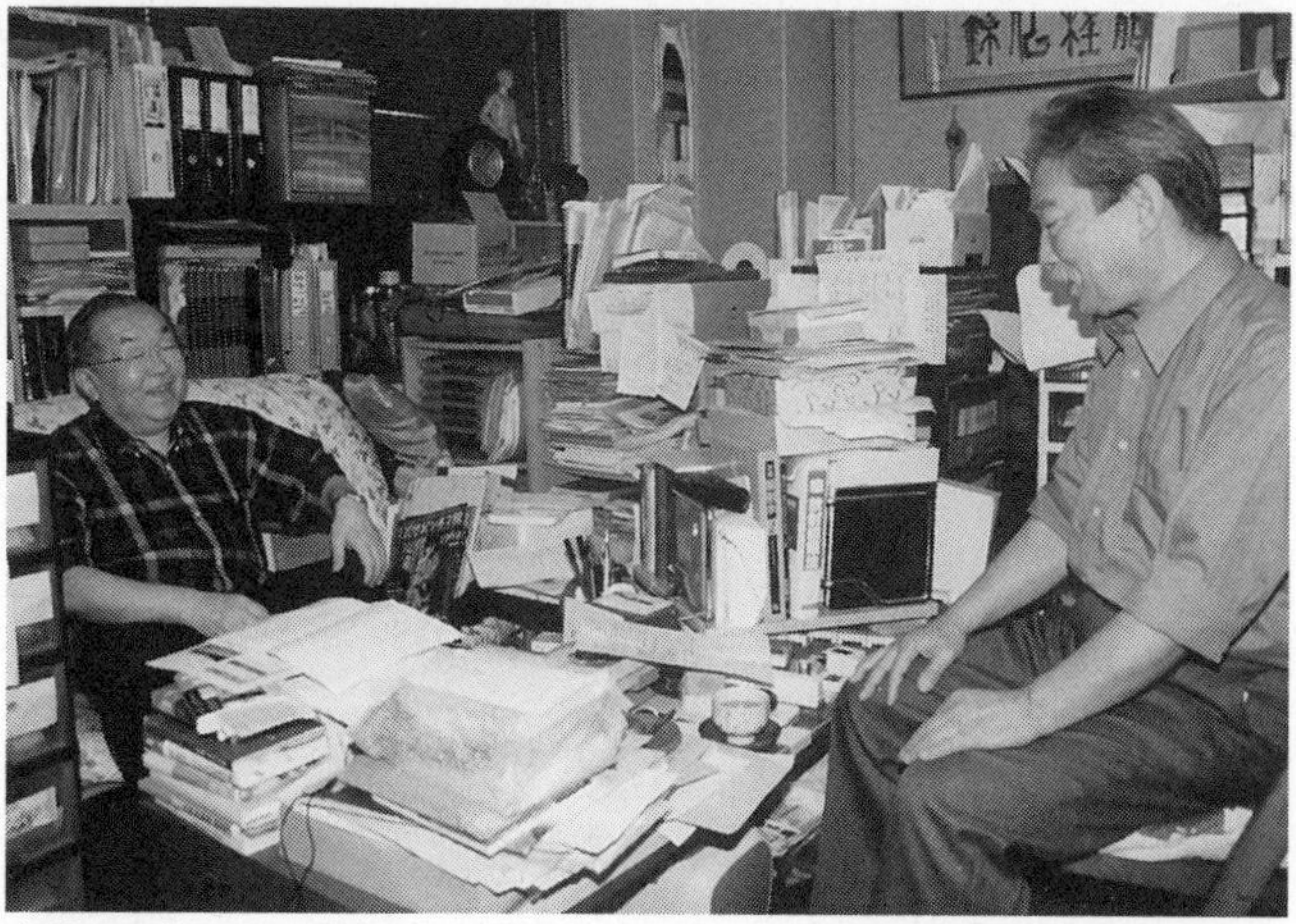
真剣にサプリメント談義をする帯津先生と上野さん。（帯津三敬病院名誉院長室にて）

のです。処方するレメディーも驚くくらい安いですし、患者さんの金銭的な負担も考えると、少なくとも私の病院ではなくてはならないものになっています。

上野 実感として単なるプラシーボ以上の手応《てごた》えがあるわけですね。

帯津 たとえば、アラビノキシラン（米糠《ぬか》由来の糖質の一種）を飲んで抗がん剤の副作用がやわらいだ、と言う人もいます。それはそれでプラシーボ効果も入っていると思います。一方でホメオパシーもプラシーボはあると思うのですが、ただその成り立ちからいっても、心の奥底に働きかけるという、それを超えた作用があるのではないかと思っているのです。

上野 ホメオパシーは、帯津先生の中では、必須といいますか芯《しん》になる治療法の一つということですか。

帯津 ホメオパシーは少なくとも体系医学ですし、西洋医学あるいは中国医学を見るような目で扱っていいと思っています。

上野 そういう体系的な医学が、西洋医学と東洋医学とホメオパシーと三つあって、その周囲にさまざまな代替医療があり、さらにその中にサプリメントがあるという位置づけ。つまりサプリメントは代替療法の一翼を担っているということで考えていいわけですね。

帯津 間違いないです。

上野 そういう形で総合的に使われた場合に、サプリメントというのは、単にそれだけで使われるケースとは違う力を発揮するという可能性があると思うのです。そういう意味で新しい試み、今までなかったことに挑戦されていると思います。

それが最終的にアウトプットとして患者さんの気を練《ね》るなどという全体的な効果を見た場合に、うまくいっているような実感はありますか。

帯津　あります。その組み合わせはあくまでも個性的ですから、一人ひとりと相談しながら行《おこな》わないといけないのですが、サプリメントなどは「どうもこれが効《き》いているような気がする」といった患者さんのカン、これが大事なのです。

上野　そういう暗黙知《あんもくち》というのでしょうか、体からの情報が、すごく大事ですよね。数値が変わらなくても、受け取り方が変わることは大きいでしょうね。

対談 これで安心、サプリメント利用術

帯津良一（帯津三敬病院名誉院長）×上野圭一（翻訳家・鍼灸師）

サプリメントに数年間で1千万円も使った患者さんもいる

上野　帯津三敬病院ではさまざまな種類のサプリメントが扱われています。患者さんが多くの情報を持ち、すでに使用していて多すぎて困るから整理したい、そのための知恵を貸してほしい、そこまで進んでいるということでした。他の病院と比べてみても、ある種驚きなのですが、帯津三敬病院にとってはこれが現実です。

帯津　患者さんに聞いてみると、がんと診断されるとすぐに「これで末期がんが治った人がいる。服用した方がいい」など誰かが持って来るのです。するとやはり期待してしまいます。それでサプリメントの数が増えていってしまうのです。

増えていくと胃腸もお金も大変です。お金がかかる

ことがストレスで「やめたい」「減らしたいのだ」という患者さんはけっこういます。一つや二つ大事にやるのは非常にいいと思うのです。一カ月分で一つ30万円というものもあるけれど、それは特殊で、今は、月額2、3万円のものが多いです。それならば二つやっても5、6万円です。その程度の出費はしようがないだろうと皆さん、思っています。だから、人に言われるままに増やすときりがないから、私はもうこの辺でやめておいた方がいいということを言います。

それから最初に、どのサプリメントを飲んでいるか提示された場合は、いつから飲んでいるのかを聞きます。そしてそれを飲んでいるにもかかわらず再発してきたというような人は、たとえば3種類飲んでいたとしたなら、全部やめるのではなくて、飲んでいたことがプラスにもなっているのかもしれない。再発していても、そのために再発が遅れて出たかもしれない。だから全部やめるのではなくて、「一つ落としなさいよ。一つやめて新しいものを入れたほうがいい」とアドバイスしています。

あとは、始めたばかりの患者さんで、こちらの病院へ入院する前にサプリメントを買ってからまだ1カ月も続けていないという人がいます。そういう人へは、色々なデータを見た上で、縁があって始めたのだからそのまま続けなさい。それでしばらくしたら考えましょう、と応じています。

上野　入院患者さんでサプリメントに使用している費用の平均値のようなものは把握されていますか。

帯津　苦笑いしながら「サプリメントにかかる費用が高くて」などという方に伺ってみると、1カ月に10万円ぐらいは使っています。家族の人の世話とか、たとえば田舎のお母さんが送ってくれるなど周囲の皆さんの善意でもって10万円くらいサプリメントを購入している患者さんは多いようです。

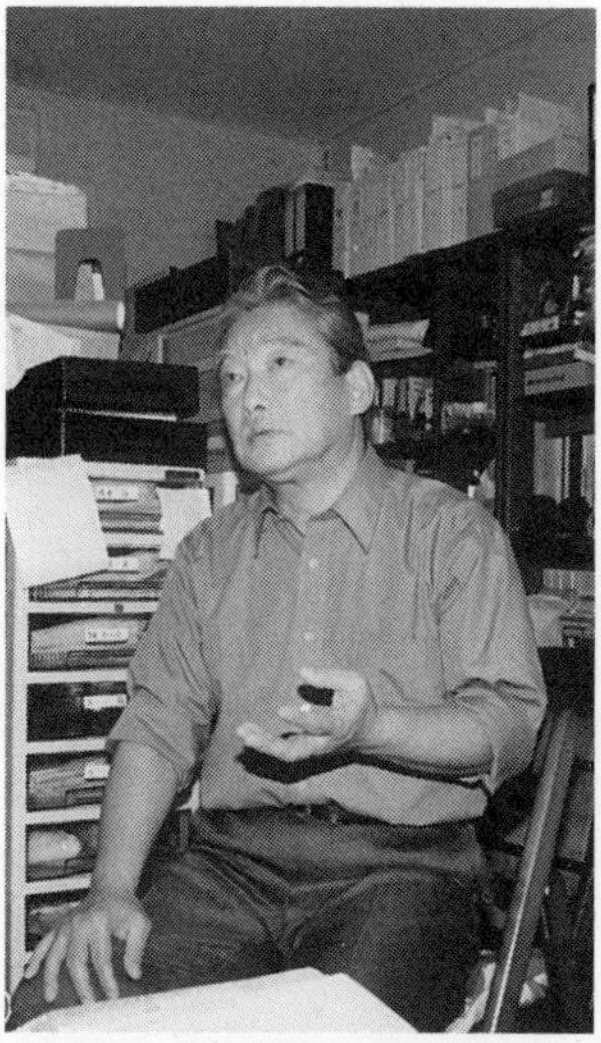
サプリメントは効用も大切。価格も高すぎないように。

でも私は、病院の医療費以外に、他のこともあるだろうし、収入がなくて支出だけなので、10万円でも大変だろうと思います。だから新しいサプリメントを売りに来る人には、まず値段を聞くのです。1カ月でどれくらいかかるかを聞いて、それがあまり高い時には、「うちには適さないな」とあまりいい返事をしないのです。しかしながら、月に3万円以下なら、患者さんでサプリメントを利用しようと思っている人は利用する人が多いです。それで1万5千円だというと大喜びでニコニコしてすぐに始めようというのです。

上野　数年間で1千万円くらい使ったという人もいるそうです。

帯津　やるとなったらやる気でいるから、最初のうちはお金の問題ではないということはあるのです。しかし長くなってきますとやはり皆さん耐《た》えられなくなってきます。

サプリメント業者の儲《もう》け主義には患者自身が十分注意を

帯津　あと、よく問題になるのはサプリメントを飲んでもよくならなかった人が業者さんにクレームをつけにいくことです。患者さんにしてみれば、初めに「これで治りますよ」と言われればその気になるでしょう。

私のところへ直接紹介に来るサプリメントの業者の人もよく、興奮して「末期がんが治った」と宣伝します。私は「そういう話は時間がもったいないからしないでくれ」と言います。それをべつに信頼しないわけではなく、そういう方はいるでしょう。だけれども、再現性ということになれば非常にとぼしいので、その人が治ったからといって次の人が治るとは限らないのです。「あまりそういう話で患者さんを惑《まど》わさない方がいい」と言うのです。

業者さんの売込み方が悪いわけです。非常に過大な期待をもたせてしまう。それで患者さんはよくならずに腫瘍《しゅよう》マーカーがどんどん上がっていく。だから文句を言いに行くわけです。ところが先方は飲み方が足りないのだ、5倍飲みなさいなどと言います。文句を言ったものの、5倍も飲むとこうして治った人がいますよなどと言われると、その通りにしたくなるのです。

そのあたりが、業者さんも企業なのですから儲《もう》けていいのですけれど、濡《ぬ》れ手に粟《あわ》のような儲け方ではなくて、使命感をもってやってほしいと思うのですけれどね。

がん患者に希望をもたらすサプリメント最前線

上野 がん治療のサプリメントの中にもトレンドがあると思うのですが、今はどんなものが人気商品なのでしょうか。

帯津 メシマコブ（キノコの一種）がひところよかったのですが、値段が高いせいか陰《かげ》りが見えています。それから、うちの病院ではアラビノキシランがよく使われています。ロサンゼルスのマンドー・ゴーナム博士が、NK（ナチュラルキラー）活性が高まるということでデータを出したのです。そういった情報は皆さん知っていますので、割合に人気があります。

それから今はサメの軟骨です。サメの軟骨は本当は臭くて飲みにくいのですが、カナダから出たカーティーセールは飲みやすいです。これは液体を冷凍するのですが、飲むときに手の平でビンを温めて解凍します。こうすると匂いがなくなります。ただ高価で月に9万円くらいかかります。さらにスーパーマコという、これはサメの軟骨ではなくて脂の成分で血管新生阻害剤ですが、月に1万数千円と安いのです。サメの軟骨というのは血管新生阻害剤（がん細胞の増殖を抑制する働きをもつ薬）ですから、ある大きさをもった固形がんでないと、ただ予防的に飲むというのはどうかと思います。適応がないのだろうと思うのです。私はそういう人にはよしたほうがいいと言います。

それから、フコイダン（海藻《かいそう》のヌルヌルした成分の一つ）の系統があります。以前は売れなかったと思います。ところが急に最近になって伸びてきました。

サプリメントはどこで買うべきか？

帯津 サプリメント業界にも、いろいろな悪い面はあります。たとえばマルチ商法のように、ランクがあって下を増やしていけば、だんだん上の人が儲《もう》かるようになっている。そういうシステムをつくっているところはいくつもあります。

上野　先生は以前から食に限らず代替療法を売り込んでくる人の真贋《しんがん》を見分けるポイントは、一つは法外な値段、もう一つは売り込む人の人相とおっしゃっています。他に基準はありますか。

帯津　患者さんには「これで絶対に治る」など断定的にいう人はやめた方がいいと言っています。そんなことはありえない世界だからと。

やはり「エビデンスはこれくらいだけれど、可能性はきっとあると思うからやったらどうですか」というような伝え方をしてくれるといいのですが。

上野　やはり消費する側も、消費者意識を持ち、その意識をもって自衛すると同時に、患者として成熟していくことがどうしても必要だと思います。情報収集にしてもインターネットなどいろいろな所から情報を得られる時代です。

家や車を買う時には必死になって情報を集めて展示会を回る人が、自分の健康に関しては意外なほど調べないで、すっとお金を払ってしまうという落とし穴があるような気がします。

自分の健康や命の問題を考えれば、家や車以上に一生懸命に調べてもよさそなものですが。そういう意味で医療消費者としての成熟ということが望まれるのではないかと思います。

ところで、サプリメントをどこで買ったらいいか、どこで入手するべきかということも大事なことですが、なかなかそういう情報はないようですね。

帯津　私は、患者さんには信頼できる、いい業者さんから買った方がいいとアドバイスしています。埼玉県川越市の帯津三敬病院は保健診療ですからサプリメントを扱えませんが、東京、池袋の帯津三敬塾クリニックの方は自由診療ですから、サプリメントや健康食品を販売することができます。

しばらく健康食品に関わったことのある薬剤師さんが担当していて、彼女の目にかなったものだけを置いています。ですから、そう間違ったものは置いていないと思います。

やはり確かなものだけを売るというところが増えて来るといいと思います。

上野　情報サービスというか確かな情報を得られることは消費者にとって、とても必要なことですよね。

もはや公的な認証機関が必要な時に来ている

上野　そういう意味でＪＡＣＴ（日本代替・相補・伝統医療連合会議）などはサプリメントの認定と言いますか、一種のテストをして標準化していくということを行おうとしています。ところで、現実的に機能しているのでしょうか。

帯津　ＪＡＣＴの中に、健康食品を認定する機構があります。ＮＰＯ法人です。私はそこの理事長です。だけれども、忙しいのであまり参加できません。認定の委員会には、そうそうたる学者の方々がメンバーになっています。その認定会議を通して承認されるのですが、私が見ていて厳しすぎます。学者の方々は学術専門誌にきちんとした形で掲載されていないと駄目などといいます。すると、クリアするものが少なくなります。だから若葉マークみたいなものを出していますけれど、認証の数としてはまだまだです。とにかくサプリメント業界は玉石混肴《ぎょくせきこんこう》の世界ですから、誠実にやっていく必要はあります。

上野　やはり利用する側にとっては最終的には、大きな判断基準になるわけですから、それがないと悪質な業者にいいようにされる可能性があります。そこを、こういう学会だけではなくて、公的機関がもう少しきっちりとした形で、参加していく必要があるのではないかと思うのです。

アメリカのＦＤＡ（Food and Drug Administra-tion　米国食品医薬品局）とかヨーロッパなどは、そ

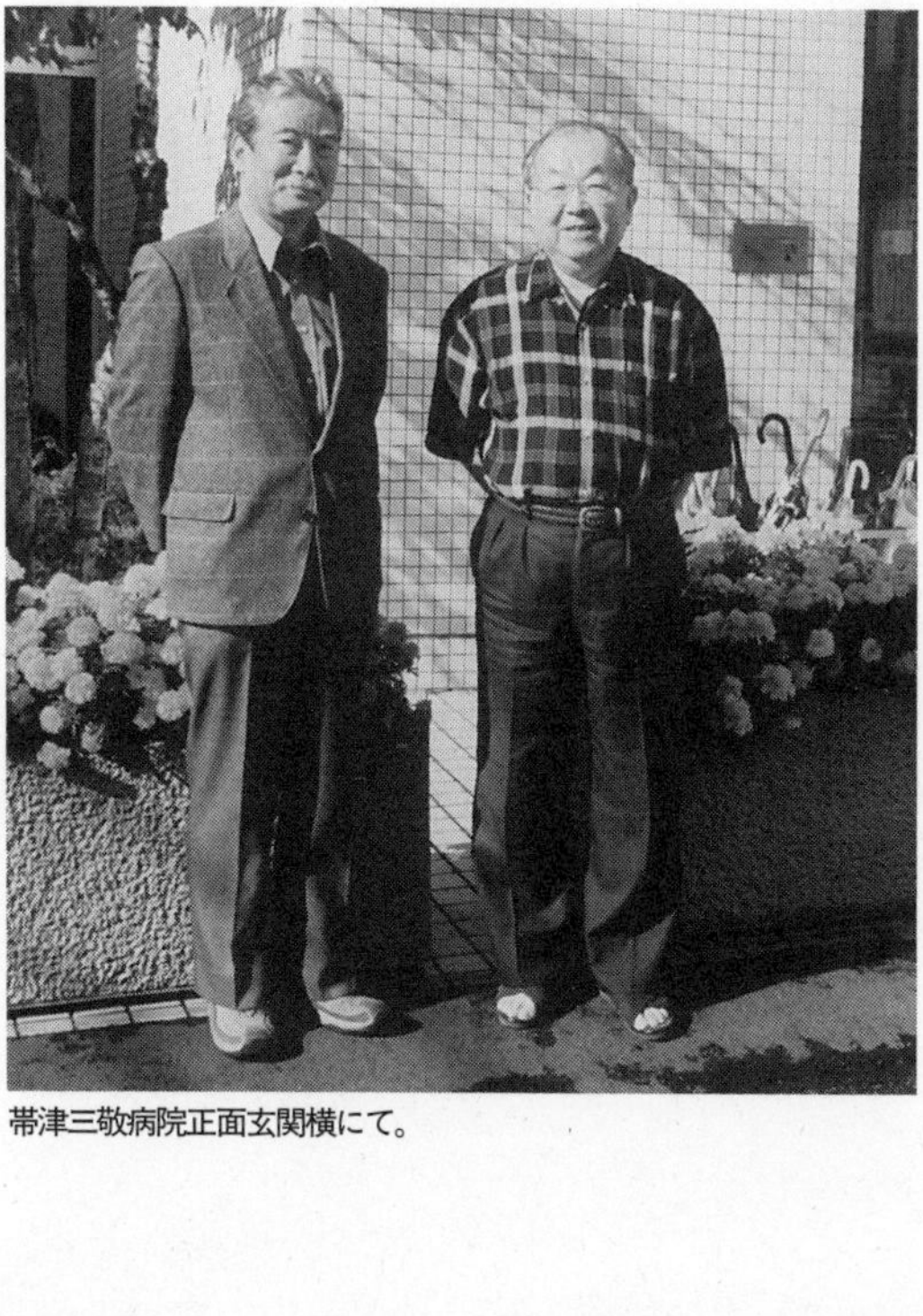

帯津三敬病院正面玄関横にて。

ういったものに関する管理を強めていてかなり厳しいようです。日本の厚生労働省はサプリメントに対してはどうなのでしょうか。

帯津　厚生労働省は、いわゆるがん治療の現場でのサプリメントなどに対しては、あまりはっきりした態度はないようです。

上野　やたらと薬事法などを振りかざして「効くと言うな」といった事はたびたびいっています。逆にそういう縛《しば》りはサプリメント業界の過剰な反応を与えている時もあると思います。つまり、効くといえないという縛りの中で、そこから逃れようとしてまた不健全な形で表現してしまうという現実はあると思うのです。

あなたの生活にどう取り入れますか？

対談　帯津良一（帯津三敬病院名誉院長）×上野圭一（翻訳家・鍼灸師）

帯津先生もサプリメントを飲んでいる

帯津　私はサプリメントをたくさん頂きますが、ほとんど患者さんにあげています。

　私自身はサプリメントをいらないと思っていたのですが、2年位前に、多田富雄《おおたとみお》（国際的免疫学者）先生が脳梗塞《のうこうそく》で倒れられ私は「身につまされる」といいますか、ショックでした

　そこで、これは少し予防的なことも考えていかないといけないと思い、私は納豆キナーゼを飲みだしたのです。そんなに真面目ではありませんが、3日に2回ぐらいは飲んでいます。

上野　帯津先生のサプリメントはお酒だけかと思ってました（笑）。

帯津　だから気功と酒があればそんなものはいらないと思っていたけれど、私の父親がやはり脳梗塞で、60

代に一度倒れているのです。90代まで生きたから致命的にはならなかったのですが。だから体質からいえば可能性はあるのです。それで自分の弱点は血管系だろうと思って飲み始めたのです。弱点がある人はそれをサプリメントで補うといいと思います。

上野 自分の弱点を知る事は大事ですよね。自分の弱点を知るための知識を身につけることは意外に難しいと思うのですけれど。

アンドルー・ワイル博士も結局、現代人は、野菜の質など色々なものが低下している以上、サプリメントは必要だという立場です。彼自身も飲んでいるのです。

そういう意味で、帯津先生と基本的には同じ考えのようです。そこにあまりお金をかけるべきではないし、分別を持たずに依存すべきではない、ということも言っています。

サプリメントは患者の健康状態を一歩前進させてくれるもの

上野 現代人にとってサプリメントは必要悪なのか、積極的にとるべきなのかという議論は相変わらずありますが、人によると思うのです。現代人といえども、都会でストレスを受けやすい環境にある人から、田園生活を選んで、畑仕事をやっている人など色々います。畑仕事をやるような人生を選んだ人にとっては、サプリメントはあまり用がないのかもしれない。

都会で忙しく働いていて食事も必ずしも満足に取れないという人は、やはり自分の弱点を知って、それを意識的にとっていく方が、かしこい生き方なのでしょうね。

帯津 私はあまり生の野菜を食べません。昔ながらの日本的な煮物などの野菜は食べるのですが、生の野菜を我々は子どもの頃に食べなかったでしょう。だから、どうも苦手です。たいてい残してしまうのです。そういう意味では不足しがちな人がビタミンやミネラルなどで補うのは悪くないと思うのです。

しかしながらサプリメントを考えないで、普通のものを食べている状態の方が正常だとは思うのです。たとえば、毎日ビタミンCをポケットに入れてなめているというのは不自然です。あくまでも特別な場合にサプリメントというように考えた方がいいと思います。

一方で有機農法だけにこだわりサプリメントを否定している人でもがんになる人がいます。だからそれだけでよしというのではないと思います。

大切なのは、それぞれの人が食に関する考え方など、自分の生活に対する在り方を築いていくことなのです。その中で、私の納豆キナーゼのようにサプリメントの位置取りも決まってくると思います。

上野 自分の弱点を知っていくということも含めて、やっぱり人間として具体的には消費者として成長していくことが求められる時代です。

帯津 柳原和子《やなぎはらかずこ》さん（ノンフィクション作家。自らのがん体験をもとに、がん医療のあり方を提言してきた。著書『がん患者学』はベストセラーとなる）が述べられていたのですが、彼女は「色々な代替療法をやっているけれど効くと思ってやっているわけではない。だけれど『私だけの秘薬《ひやく》』という感じで楽しみながらやっている」、そういう気持ちがいいと思うのです。

上野 それ、いいですね。

帯津 患者さんにはいつも特効薬はないと言います。特効薬ではないけれど「一歩前進」させてくれるかもしれないもの、そういう見方をするとあまり高いものに手を出す必要はありません。一歩前進させてくれるものを二つ三つやった方がいいから、1個の単価は安いものを狙ったらどうかと薦《すす》めています。

上野 「一歩前進思想」というのはサプリメントの基本思想として使えそうです。それを飲んで劇的によくなる特効薬はまずないでしょう。「昨日より今日」と帯津先生が強調されるように、ほんの1ミリでも「いい感じになってきたのだ」という実感をもつことが大事なのです。そうであれば、大金を払って生活が維持できなくなるところまで手を出すべきではないと、おのずから分かってくるでしょう。そして、その枠内で柳原流に「自分だけの秘薬」として1ミリでも前進し、その喜びを味わうといった気持ちで利用していけばいいということなのでしょうか、結論としては。

帯津 寝る前にそっと「秘薬」を飲むのもいいかもしれませんね。

上野 ちょっとした魔女気分でね。

2人 （笑）

（取材／高橋利直　文／久保寺岳）

特集 2

サプリメントと予防医学

P. 26

安保 徹（新潟大学大学院医学部教授）

がんの予防は免疫力が高まる食事から

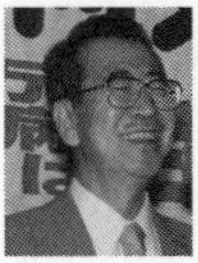

Toru Abo

東北大学医学部卒業。米国アラバマ州立大学留学中1980年にヒトNK細胞抗原CD57に対するモノクローナル抗体（Leu-7）を作製。1996年白血球の自律神経支配のメカニズムを解明、数々の重要な発見をし独自の免疫論を説く。著書多数。

P. 36

佐藤 務（稲毛病院整形外科・健康支援科部長）

誰にでもわかるビタミン・ミネラルの新常識

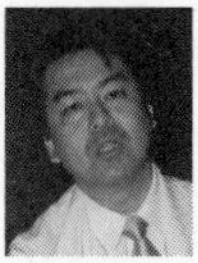

Tsutomu Satoh

国立宮崎医科大学卒業。東京勤労者医療会代々木病院を経て稲毛病院整形外科、健康支援科部長。内科・外科・整形外科・麻酔科・漢方・鍼灸（東洋医学）と幅広い研修をする。栄養学を基本とするダイエットやサプリメントに特に詳しい。著書多数。

P. 56

蒲原 聖可（東京医科大学客員助教授・医学博士）

サプリメントの選び方、見分け方基礎知識

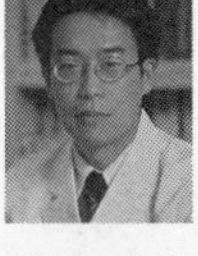

Seika Kamohara

徳島大学医学部卒業、同大学院修了。日本代替・相補・伝統医療連合会議（JACT）認定医。現在、東京医科大学客員助教授、DHC研究所顧問他。サプリメントを利用した予防医学、代替医療の研究活動を行う。

がんの予防は免疫力が高まる食事から

安保 徹
（新潟大学大学院医学部教授）

あぼとおる
東北大学医学部卒業。米国アラバマ州立大学留学中1980年にヒトＮＫ細胞抗原ＣＤ57に対するモノクローナル抗体（Leu -7）を作製。1989年胸腺外分化T細胞を発見。1996年白血球の自律神経支配のメカニズムを解明する等、数々の重要な発見をし独自の免疫論を説く。著書に『未来免疫学』、『免疫革命』、『ガンは自分で治せる』『薬をやめると病気は治る』等、顆粒球・リンパ球理論で免疫学関連の著書多数。

副交感神経を刺激してリンパ球を多くする食事が
免疫力を高める。さらに食事は内容だけでなく、
「美味しい」「ありがとう」という感謝の気持ちが
出るように食べられれば、消化管も最高の働きをする。
約３年前までは、ストレスから暴飲暴食を
していたという安保先生の体験も交えて、
免疫力を高める食事について考えます。

肉食を好きな人と、頑張りやさんは大腸がんに注意を！

日本では以前は、胃がんが圧倒的に多かったのですが、最近は肺がんが増えています。肺がんは男性の死因のトップで、２番目には胃がん、３番目は肝臓がん、４番目は大腸がんです。

女性の場合は、大腸がんが１番で、２番目が胃がん、３番目が肺がん、４番が肝臓がんです。

この中で、大腸がんが増えているのは、食生活の中での肉食の影響が大きいと考えられます。肉食は便通を悪くして便秘を促します。また、肉類は腸内で異常発酵を起します。よく、肉と一緒に野菜を

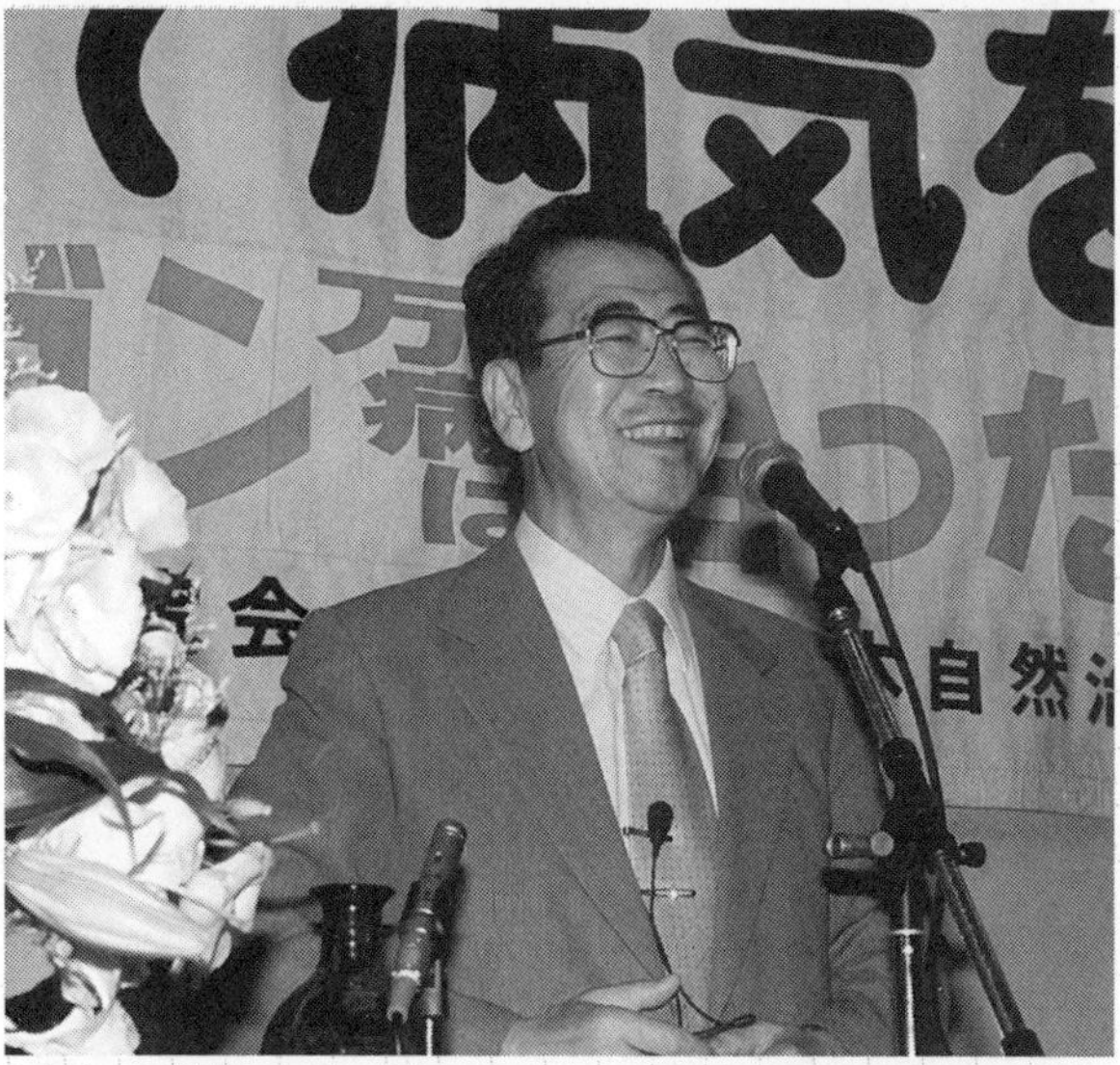
安保先生の講演会はいつも満員。リンパ球、顆粒球の独自の免疫論に参加者は納得。

多く食べるように食生活指導がされていますが、野菜は食物繊維が豊富で、水分をたくさん含んでいます。従って、腐敗物を一緒に排出する作用があるため、大腸内に異常発酵した腐敗物が停滞しにくくなるので便秘が解消されます。

ですが、肉食を好む人に限って野菜嫌いで一緒に摂《と》らない傾向があり、それが、大腸がんが増えている原因の一つと考えられます。

そこでさらに、仕事などで頑張りすぎが加わると、大腸がんになる危険がいっそう高まります。消化器系の働きは副交感神経支配の世界で、交感神経優位になると消化器系の働きが悪くなり、便秘などを起こしやすくなります。頑張り屋さんの人は、常に交感神経が優位で副交感神経が抑制されているので、いっそう便秘をしやすいのです。

日頃から免疫力を高く維持することが、がん予防につながる

早期がんでは、免疫力を高めることによって数カ月でがんが治癒するケースも多いですね。また、進行がん、末期がんでも治癒率は低くなりますが、なかにはすっか

り治る人もいます。

免疫力を高めるには、「自分で食べられる」「散歩したり歩くことができる」「入浴できる」ということが基本です。

「自分で食べられる」ということは、体に必要な栄養を自分で摂取できるということです。また、「散歩したり歩くことができる」「入浴できる」ということは、副交感神経を優位にする行為を自分の力ですることができることを意味しています。

健康な日常生活をおくって免疫力を高く維持していれば、がんはけっして恐ろしい病気ではなく治る病気だということを理解してください。

ただし、がんになってから、今までと同じ生活を続けていて自然治癒するかというと、そのままでは治りません。

発がんしたということは、それまでの人生のどこかに無理があったということなので、生き方を変えないとがんをさらに悪化させることになります。

無理をしてストレスをためるようなそれまでの生き方を変えて、免疫力を高める生活習慣を身につけることが大切になります。

健康な食生活、がんになりやすい食べ物、免疫力を高める

今号は、テーマが健康食品・サプリメントなので少し食事の話をします。

同じストレスを受けてもふだんから健康な人がストレスを受けるのと、顔色が悪くていかにも病気に近い人がストレスを受けるのとでは抵抗力がまったく違います。

そういう意味で良い食事を摂《と》って、体がいつもポカポカで、皮膚が赤味を帯びていて、すべすべしている状態を維持しておかないといけません。

日常生活をしていれば、誰にでも、ある程度のストレスは襲《おそ》いかかってきます。このストレスをある程度はね返すには、日常の食生活から免疫力を高めることも必要です。

私は玄米菜食《げんまいさいしょく》の食事を心がけてからは、体がポカポカして皮膚もすべすべになりましたが、もうひとつ変わったことがあります。

家内にもいわれたことですが、

食事をするたびに「美味《おい》しい、美味しい」といって食べるようになったことです。「今日は美味しかった、最高の食事だった。ごちそうさま」と、気持ちよく自然に感謝の言葉が出てくるのです。

以前は、朝食をさっとすませて大学の研究室に行ってすぐに仕事にとりかかり、昼は弁当を食べ終えたら、またすぐに仕事にかかるというふうでした。「美味《おい》しい」などといって食べたことなど、ほとんどありませんでした。食べられることに対する感謝など考えもしなかったものです。

こういう状態は交感神経優位の世界です。

ところが、ゆっくりと食事をとると美味しく食べることができ、感謝の言葉も自然に出てくるようになります。食事をよく噛《か》んで味わってゆっくり食べれば、消化管が活動して副交感神経が優位になり、白血球の中のリンパ球も多くなります。

この副交感神経優位の世界は、穏やかで感謝の世界だということに気がついたのです。

今ではご飯の食べ方ひとつで、その人の状態が副交感神経優位でリンパ球が多いのか、交感神経優位でリンパ球が少ないのかが判断できるくらいです。

食事の内容だけではなくて、食べたものに感謝する、つくってくれた人に感謝してゆっくり味わう気持が体にいい作用をして、消化管がよく働くことにも結びつくのでしょう。

私も3年ぐらい前まではストレスで暴飲暴食をしていました

今でこそ、こんな話ができますが、3年ぐらい前までは私も猛烈に仕事をしていてストレスがたまり、そのストレスから逃れるために暴飲暴食をして73kgにまで太りました。飲み食いは副交感神経を刺激する行為なのでストレスで交感神経が優位になっているときに手っ取り早く副交感神経を優位にするので、ストレスによる肥満は、このような原因から生じるのです。

それから玄米菜食を心がけたりして、3年かけて11kg減少させて今は62kgになりました。

働き盛りの人は、玄米菜食にす

ると気迫がなくなったり、ゆっくりと食べている余裕がないと思いますので、このようなときに健康食品で不足しがちな栄養をとったり、サプリメントでビタミン、ミネラルなど微量栄養素を補給するのは良いと思います。

健康食品、サプリメントは体験してみる世界です。体験してみればわかります。あまりにも科学で扱うには対象が大きすぎます。栄養の問題、微量元素などは複雑ないのちの世界です。我々の科学の力では理解できませんが体験では分かります。

たとえば、糖成分の蜂《はち》製品のサプリメント、植物繊維から取ったのは海藻《かいそう》、キノコ類、にがりのミネラルなどは免疫力を高め、体を支えてくれるサプリメントだと思います。こういう感覚が日常的に理解できると食事にも注意が行き届きます。

食事とサプリメントどっちから入ってもいいと思います。どっちに偏《かたよ》るというのではなく、食の健康を考えたときには、日常の食べものもサプリメントも両方大事にしようという流れができてきます。

私自身は特別に飲んでいるサプリメントはありません。時々もらったものを飲むことはありますが、熱心に飲むことはありません。

私は1日の3分の2くらいは玄米を食べています。野菜、キノコ、海藻類も食べています。和食が中心です。ホテルに泊まったときはわざと洋食にしています。なぜかというと、あまり決まりきったものばかり食べていると落とし穴に入る可能性があるからです。

昔の人が行っていた生活習慣で狩りが成功して肉を食べる世界、病気になったら牛乳を飲むというのもある意味で大切です。食といのちの問題は、現代の科学では計りしれない世界なので、特定のことに固定することは差支《さしつか》えがあると思います。

常時食べると体に危険な肉でも、週に1回、月に1回程度食べるのは、肉に含まれている体に必要な特定のたんぱく質や他の独特な微量物質を補給するということで私たちには必要だと思います。あまり固定した考えにならないで怪しげなものをたまには食べてみたり、他の体に悪いかもしれないことも、復元力を回復するためにはいいかもしれません。

免疫力を高める食べ物とは

がん予防には、免疫力が十分にあるかを確かめる、次の10か条を心がけることが一番ですという安保先生。食事については5番目にあげられていますが、ここでは特に日常の食生活で免疫力を高めるために参考になる、具体的な方法を安保先生にお伺いしました。

がん予防のための⑩か条

①働きすぎない
②くよくよ悩み続けない
③怒らない
④頭より体をよく使う
⑤バランスのとれた食事
⑥十分な睡眠時間
⑦よい人間関係
⑧趣味を持つ
⑨笑いを心がける
⑩五感を刺激する

Q リンパ球を下げる食べものはがんになりやすいですか?

もっともがんになりやすい食べものといえば肉です。ことに野菜抜きの肉食は大腸がんになる危険が高いといえます。精力的に活躍するには、たしかに肉食は活力源になります。しかし肉ばかり食べていると顆粒球《かりゅう》優位の世界になりリンパ球は減少します。

牛肉は豚肉や鶏肉と比べて便に腐敗臭が出て、活性酸素が過剰に出ることにもなります。そのために細胞の組織破壊を進めることになります。ことに大腸が打撃を与えられやすいので、大腸がんになりやすいのです。肉食を多用する食生活は見直しましょう。

Q 免疫力を高めるビタミンはありますか?

たとえばビタミンCは、健康を保ったり、老化防止などに効果があるといわれていますが、ビタミンそれ自体には免疫力を高める効果があるかどうかはわかりません。老化とともに免疫力も衰えるわけですから、多少はいい影響があるということも考えられるのかもしれません。

ビタミンは、家庭で食事をきちんと食べている方にとっては不足に陥《おちい》ることはまずありませんが、偏食しがちな人は気をつけてください。食事がどうしても偏《かたよ》りがちな人はサプリメントを活用するのも仕方がないことでしょう。

Q どんな健康食品が免疫力アップに効果がありますか?

テレビや雑誌で「それを摂《と》ったらがんが治った」と宣伝されている色々な健康食品があります。しかし健康食品だけでがんが治ったというのは、実際には少ないのではないかと考えられます。

なぜなら、免疫力を高めてがんを治すには、それまでのがんになった生活を変えなければなりません。私が提唱している、

①ストレスの多い生活の見直し
②がんの恐怖から逃れる
③免疫を抑制する治療をしない
④副交感神経を積極的に刺激

の「4カ条」をすべてやって総合力で戦わなければ、がんを治すことは難しいからです。

健康食品を摂取するのは、たったひとつの方法で副交感神経を刺激するだけです。それだけでは、なかなか治すことはできません。健康食品を摂ってがんが治ったという人の場合には、それまでの生活を変えるなど、他にもさまざまな試みをしたからと考えられます。

ただ、例えばキノコ類などの健康食品のように、抗がん剤や放射線の治療を受けるのに比べれば数段上といえる健康食品もあります。なぜなら、抗がん剤・放射線はリンパ球を減らし免疫力をどんどん低下させます。それに対して、キノコ類などからつくられたサプリメントにはキノコ自体の持っている成分に消化管を刺激してリンパ球をふやす働きがあるからです。

キノコ類は腐敗臭のない良い便を出すことを助けるので、ことに大腸がんなどの場合はキノコ類をたくさん摂取するとよいでしょう。日頃から副交感神経を刺激する食べ物を多く食べていれば、免疫力を高め、がんになりにくい体質になりますが、がんになってから、たくさん食べようとしても無理があるので、どうしてもサプリメントで大量に摂ることになります。

ですが、サプリメントの問題点は値段が高すぎることで、あまり高いと買う人にとってはそれ自体がストレスになります。かえって病気を悪化させることもあるでしょう。いくら効果があるのではないかと言われていても、ストレスになるほど値段が高ければ体にいい影響を与えません。

Q ショウガやニンニクは免疫力を高めますか？

ショウガには副交感神経を刺激する利尿作用があり、ショウガ砂糖湯などを飲むとすぐ尿意をもよおします。ショウガ、唐辛子、ワサビなどの薬味は、本来は薬で、少量摂って副交感反射を誘発します。少量なら免疫力を高めます。ニンニクも、少量だと血行がよくなって手足がポカポカします。しかし、ニンニクも摂りすぎると、興奮して夜眠れなくなります。

体によいといわれると、みんなすぐ大量に摂ろうとします。それは副交感神経の刺激ではなく、交感神経を刺激し、かえってストレスをつくることになります。

Q お茶類は、免疫力を高めますか？

お茶などに含まれるカテキンやカフェインは栄養にならない刺激物です。このような毒物は少量を摂取するならいいのですが、たくさん摂り過ぎると危険です。

カテキンとカフェインは副交感反射を起こす利尿《りにょう》作用があります。しかし摂りすぎると、脈が速くなり交感神経緊張状態になります。コーヒーもお茶も、飲みすぎると、かえって喉《のど》が渇《かわ》きます。それは交感神経が緊張するからです。

ですから、お茶やコーヒーは飲みすぎると免疫力が高まるどころか、かえって逆効果になってしまいます。

Q なぜ酢はリンパ球の働きを活性化するのですか？

酢《さく》はアルコール発酵《はっこう》が進んで酢酸《さん》になったもので、そういう意味では老廃物です。老廃物は毒なので、体は排出反射を起こします。また、酢を飲むと唾液がたくさん出るのは、老廃物の排出を促進するため副交感神経が反応し分泌活動が促《うなが》されるからです。その時、リンパ球の働きも活性化されます。

酢を摂るときに気をつけることは、空腹時に飲まない、大量に飲まないことです。黒酢がいいからと無理して飲むと、かえって胃が荒れて消化管の動きも悪くなります。それではストレスになり、交感神経緊張を招くことになります。

Q キノコは免疫力を高めますか？

消化しにくく、いつまでも消化管を動かす食べものの代表としてキノコ類があります。キノコ類の持つこの成分が、がん予防の効果に結びついているのです。

キノコ類には、β《ベータ》グルカンという不消化多糖類が含まれています。ですが私たちの体にはこれを消化する酵素がありません。体は何とか消化しようと一生懸命に消化管を動かします。

消化管を動かすことは副交感神経を刺激し続けることになります。そのために便秘が治り、老廃物を排出させ、腸管にリンパ球が増えてくるという作用をもたらします。

Q 菜食主義は免疫力を高めるために良いですか？

菜食主義の人のほうがリンパ球が多く免疫力が高いといえますが、リンパ球が多いということは副交感神経支配の世界なので気迫はあまり沸《わ》いてきません。その点では、若い時から菜食主義では仕事を精力的にやる生き方には向いていません。若い頃からがんの心配をして肉を一切食べずにいたら活力は出てきません。

私は玄米菜食を推奨していますが、それは無理に無理を重ねてがんになるような生き方をしてきた人たちに対してです。健康な人はがん年齢の50代から食事に気をつけるくらいでいいということです。

Q 甘いものを摂りすぎるとなぜキレやすくなるのか？

甘いものは一時的にリラックスさせる力は強いのですが、その効果の持続時間は長くありません。甘いものに含まれる精製された糖分は一瞬の間に吸収されるのでリラックス効果もすぐに出ます。しかし持続時間は短く、効果はすぐなくなります。子どもが甘いものを摂りすぎるとキレやすくイライラしやすいというのはこのためです。肥満に結びつき、体にもよくありません。

お米の場合、その糖分を消化・分解するのに時間がかかります。その間、副交感神経を刺激し続け、リラックス効果が持続します。

Q 健康食品の効果を確かめる有効な方法はありますか？

どの健康食品や栄養補助食品が効果があるのかは、人によって、また症状によって違います。自分で実際に試してみて、効果があるかどうか見分けるしかありません。

そのときの指標は、自律神経の支配に効果があるかどうかです。たとえば自律神経について実感できるのは、体がポカポカする、血色がよくなるなどです。これは血流が改善されることによって起こるので、この効果がいちばん最初に出てきます。また、便秘がちな人が治って、いい便が出るというようなことです。

これらを指標にして、そういう変化が起こったと自分で実感できたら続ければいいし、起こらないようならやめればいいのです。効果を見るために、1カ月くらいがメドでしょう。1カ月続けて効果が実感できないようなら、続けることにあまり意味はないでしょう。たとえ、いずれ効果が出るとしても気の長い話になってしまいます。

玄米やキノコなどの食品の場合は、すぐに効果が現われるようです。注意していれば、1週間でわかります。私の場合、玄米食にしてから10日間ほどで、体がポカポカするなどの効果が実感できるようになりました。

しかし、人によってはこうした体にいいといわれる食べものや健康食品などで、かえって便秘になったり、手足が冷たくなったりすることもあります。キノコや玄米などは消化に悪いので、それだけ胃腸に負担がかかり、胃腸が弱い人はそのために便秘になったりします。胃腸が弱いために、食物繊維が負担になってしまうからです。そういう人は、普通の人が摂取する半分の量に減らすなどの加減が必要です。体調や体質によっては、一般に体によいとされるものであっても、かえって体に悪い作用を及ぼすこともありますので、注意してください。

健康で元気のいい人とがんになって体が弱っている人とでは、同じように体によいものであっても、許容量がまったく違います。ですから、自分の体調によって試してみるしかありません。

（取材・文／高橋利直）

! 家庭でできる　予防医学

誰にでもわかるビタミン・ミネラルの新常識

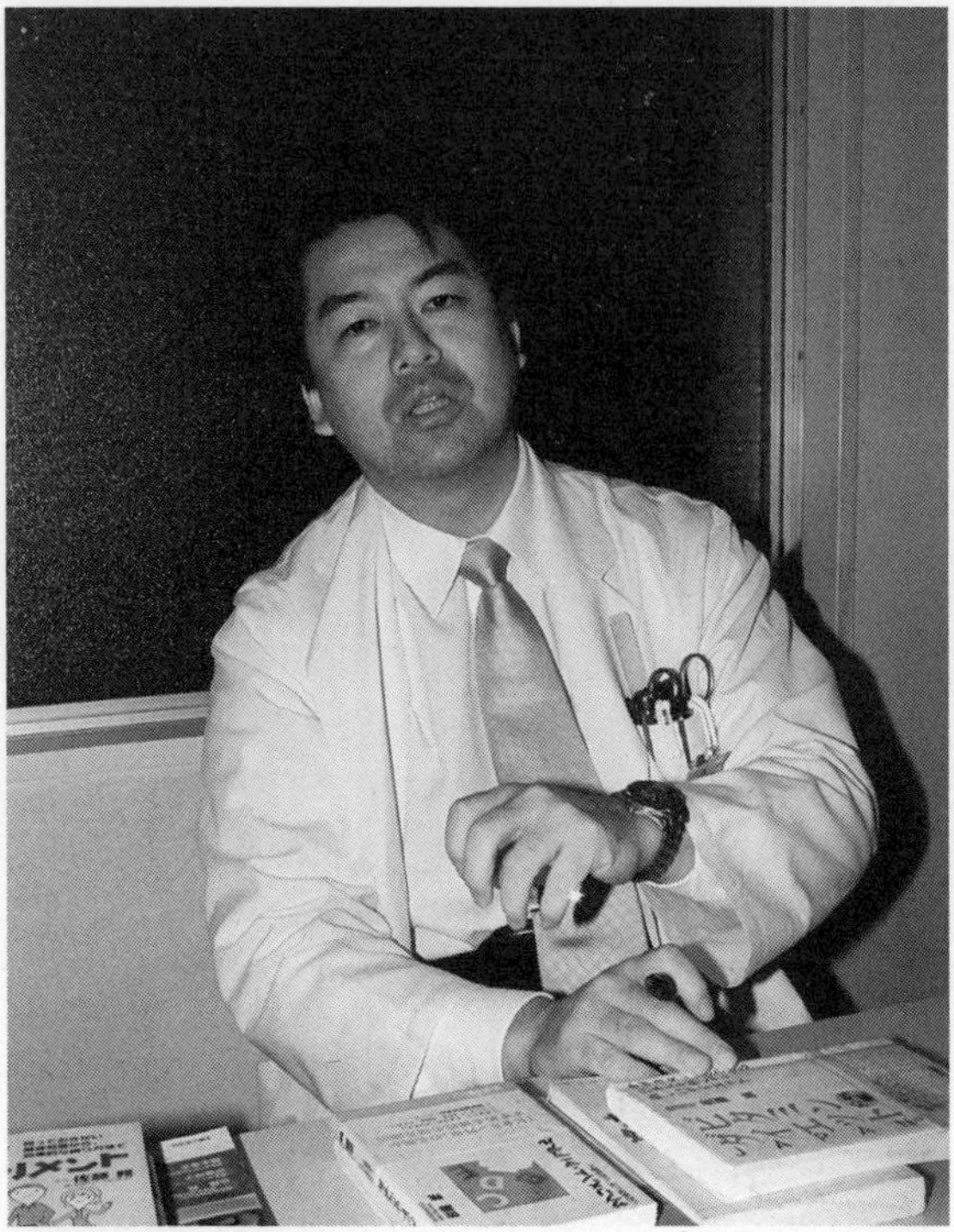

佐藤　務

（稲毛病院整形外科・健康支援科部長）


医師は病気の専門家であって健康の専門家ではない
ご自分の苦い失敗から、栄養学を学び、臨床の中で、サプリメントを使用して効果を上げてきた佐藤医師。

一方で、日本人は、サプリメントを摂取するだけでは駄目だといいます。

その理論には、実際に成果をあげてきたゆえの自信に裏付けられた説得力があります。

正しい食事法、運動法など、サプリメントを取り入れながら実現する方法を語っていただきます。

さとう・つとむ
宮崎医科大学卒業。東京勤労者医療会代々木病院を経て、稲毛病院整形外科、健康支援科部長。その間、内科・外科・整形外科・麻酔科・ペインクリニック・漢方・鍼灸（東洋医学）と幅広い研修をする。1996年に漢方肥満外来、1997年にビタミン外来を新設、2000年には健康支援科を日本で初めて創設し、同科に上記2外来を含む10の健康支援外来を設置して現在に至る。著書に『医者がすすめるビタミン外来』『サプリメント処方箋』など著書多数。サプリメント協会顧問、サプリメント評議会監事、2005年4月より昭和大学医学部客員講師として日本で初めて医学生にサプリメントの講義を始める。

新しい予防医学を創る!

サプリメントを誰もが安全に安心して活用できるよう予防医学として位置づける

私は、サプリメントを栄養学や予防医学および疾病《しっぺい》ケアの中に位置づけて、「ビタミン外来」や著書などで具体的補給法を提案しています。

サプリメントが広範に普及しているアメリカでも、サプリメントを栄養学や予防医学として位置づけることはできていません。

欧米のサプリメント関連の書籍もそのほとんどが栄養素学、成分学です。それを読んだだけで摂《と》り方はまったくわかりませんので、実際、補給のための学問が必要なのです。

アメリカでは、国がサプリメントは健康にいいとして普及を誘導した結果、栄養療法的なサプリメントの市場ができてしまいました。背景には、国民皆保険ではなく、医療機関にかかるとお金が高くつくという事情もあります。

一方、日本は、国民皆保険の国であり、厚生労働省はサプリメントを摂ってもいいが、摂った方がいいとはいいません。

日本において誰もが安全に、安心してサプリメントを有効活用するためには、摂取法を学問として位置づけていくしかありません。サプリメントを学問的に位置づけることで、予防医学もリスクリダクション（リスク縮小）というやってはいけないことの提案から、ヘルスプロモーション（健康増進）という積極的な健康生活のすすめ、新しい予防医学を生み出すことができるようになります。

痩《や》せるのに必要な栄養素を摂る「あれ食べよう、これ食べよう作戦」をしたら、全員が太ってしまった

私は、整形外科で膝《ひざ》の悪い患者さんがどうしても太ってしまうのをなんとかしようという観点から、サプリメントに関心を持つようになりました。

1996年に漢方の肥満外来を始めたところ、6割の人たちは痩《や》せて膝の負担が減り、体の調子がよくなったのですが、4割の人たちは痩せられませんでした。栄養士さんに相談したところ、肥満は病気ではないので、決まった栄養指導はないといわれたのです。どうしてもというなら、糖尿病の患者さんのようなカロリー計算をする、カロリーダイエットをしたらどうか、といいます。

しかし、それでは、あれを食べてはいけない、これも食べてはいけないという食事制限をしなければなりません。私のところに来ていた患者さんたちは、好きなものを食べて死にたいと思うような人が多かったので、無理をしない方法を模索しました。

そこで、食事制限をしなくてすむように、痩《や》せるのに必要な栄養素をたっぷり摂《と》ろうという「あれ食べよう、これ食べよう作戦」という作戦を作ってみました。痩せるために必要な栄養素として、体に溜《た》まった脂肪を燃やしたり、カロリーを代謝するために使われるビタミンB群、コレステロールを排出するレシチン、少しでも代謝を上げるためにビタミンCやビタミンEを多く含む食品を、できるかぎり頻回《ひんかい》摂取するよう、それらを紹介したプリントを配ったのです。

しかし、その結果は予想に反し、ほぼ全員が太ってしまいました。しかも、なぜ太ったのか理由がわからなかったのです。

我々医師は病気の専門家であって健康の専門家ではない

医学部の単位には、栄養学や運動生理学といった健康学がありません。つまり医師は病気の専門家であって、健康の専門家ではないのです。

たとえば、かかりつけの医師に、「サプリメントを

摂っているのですが、どうですか」と聞いたときに、「そんなもの摂らなくていい」という医師がいます。これは過ちです。その医師は、患者さんが健康になる権利を奪ってしまっている可能性があるからです。

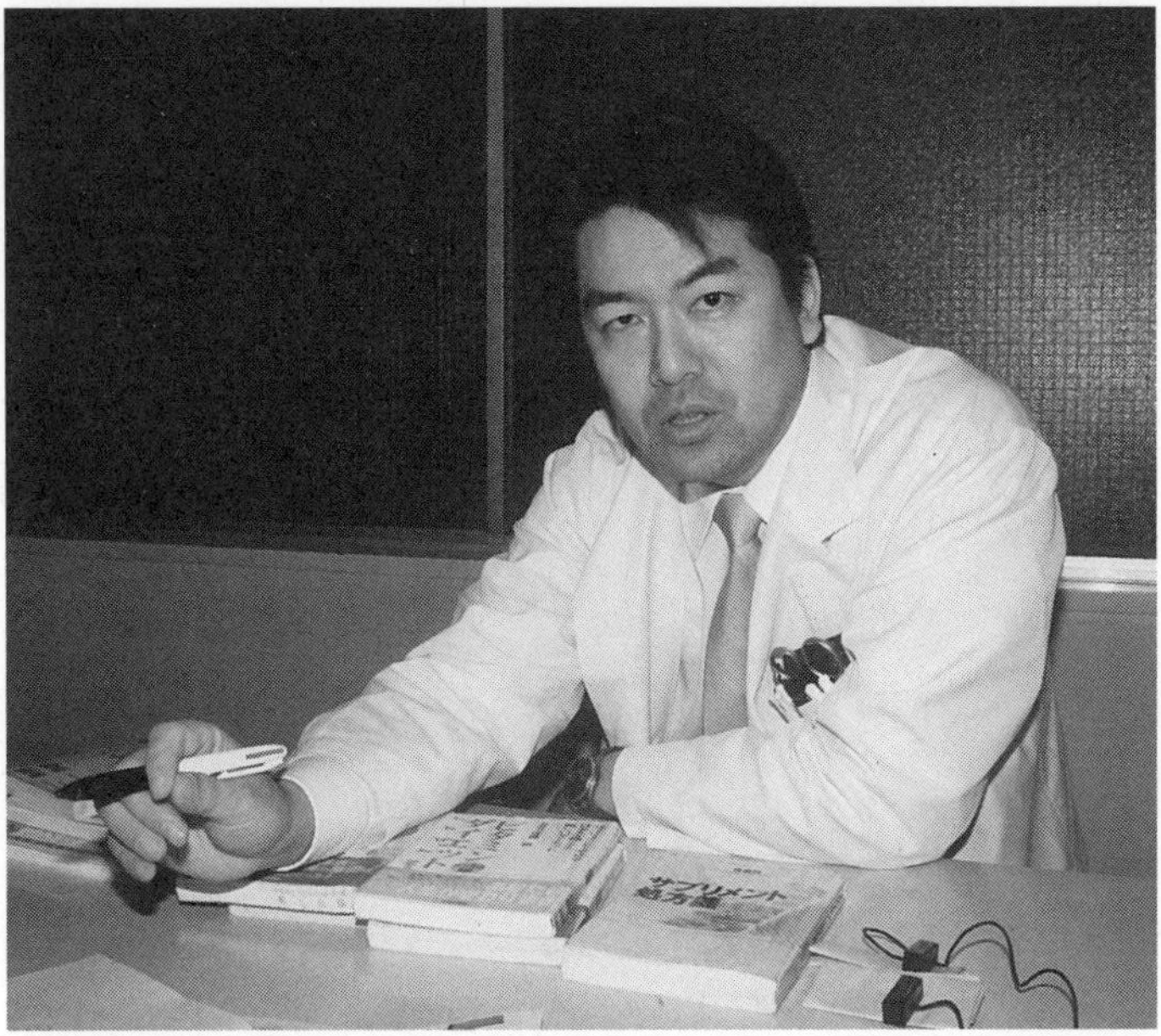

佐藤先生のビタミン外来は、千葉県稲毛市の稲毛病院にある。

慢性《まんせい》疾患《しっかん》が広がっている時代に、病気をもっている人がみんな健康になれないというなら、みんな、ただ死を待っているだけの存在になってしまいます。しかし、病気を持っていても生き甲斐のある人生を送ることはできるわけで、それをサポートするのが本来の医療の役割なのです。医師の多くが、病気と闘うためだけにこの患者は生きていると思い込んでいます。

　医師に健康の相談をして、「バランスのいい食事と適度な運動をしなさい」といわれることもあります。患者さんからすれば、その中味がわからないから聞いたのに、具体的に答えるだけの能力が医師にはない。そうやってずっとごまかしてきたということをはっきりさせるしかないと私は思います。

　サプリメントや漢方薬は摂る必要がないという医師も、副作用がある治療はやめなさいという医師もどちらも間違いだというのが、私の考え方です。サプリメントが健康作りに役立つのは、代謝を正常化して、自己治癒力が高められるからです。ですから、薬剤とは次元が違いますが、どちらも病気をよくしようという方向性は同じなのです。

サプリメントの理論

今なぜ、現代人に必要なのか？

日本人の肥満の原因は栄養過剰の栄養失調というアンバランスな食事にある

痩《や》せるために必要な栄養素を摂《と》った患者さんたちが、なぜ太ってしまったのか、その原因を追求するために、まず栄養の勉強を始めました。その結果、私たちが食べている日本の現代の食事に大きな問題があるということに気がつきました。日本の現代食には、大きく分けて二つの問題点があります。この二つの問題を解消する食事の摂り方やサプリメントの補給の仕方を考えないと、現代人から病気は減りませんし、病人の病気のコントロールもうまくいかないのです。

一つ目の問題点は「栄養過剰《カロリー》の栄養失調」という新しいアンバランスが生じていることです。これまで栄養のアンバランスとして指摘されてきたのは、糖質、脂質、たんぱく質という3大栄養素の摂りすぎのことで、主には脂肪の摂りすぎです。日本では、脂肪摂取量が今から１００年前と比べて、約6倍に増えています。栄養学の進化により、このバランスを整えることはできるようになったのですが、別の大きなアンバランスが生まれているのです。カロリーは過剰気味ですが、体がカロリーを利用するときに必要な副栄養素が摂れていないという、代謝に関わるアンバランスです。

私たちが生きていくためには三大栄養素が必要です。どんな動物もこの栄養素を二つのものに変えて生きています。一つは体を動かすエネルギー、もう一つは、髪の毛、爪、肌、筋肉、細胞の生成です。しかし、カロリーさえあれば、エネルギーや体の細胞が作れるわけではありません。ビタミンやミネラルがないと体の細胞は作れないのです。つまり、カロリーを摂《と》ったのであれば、カロリーに見合った量のビタミン・ミネラルを摂らなければ、カロリーを使いきれないということになります。

たとえば、摂った食事にカロリーが10入っていたとします。ところが、ビタミンは3しか入っていなかったと仮定すると、10摂ったカロリーのうち、エネルギーや体の細胞に利用できるのは、ビタミンの存在する3までです。余った7は蓄積され、皮下に溜まれば皮下脂肪、内臓に溜まれば内臓脂肪、血管に溜まれば動脈硬化の原因に、肝臓に溜まれば脂肪肝となります。とくに日本人は、遺伝的に太りやすい、つまり脂肪を溜め込みやすいという特徴を持っています。

問題なのは、脂肪細胞から約200種類のホルモンが出ているということです。そのなかには、血圧を上げてしまうホルモン、血栓を作るホルモン、糖尿病のインシュリンの効きが悪くなるホルモン、インシュリンの感受性が落ちてしまうホルモン、さらに、性ホルモンも出ていますが、性ホルモンが増えると乳がんや子宮がんなど婦人科系のがんが増えていくことがわかっています。

欧米食は日本人の体に特徴的な代謝システムに合わない

現代食の二つめの問題点は、日本人の食歴によって作り出された日本人特有の代謝システムに合わない食事の氾濫です。日本人は、何千年もこの同じ土地にあるものだけを食べ続けてきた、珍しい民族です。主に食べてきたものは米です。米は世界で唯一の主食ですが、その理由は、水分が多く、粒であり、どんな食品とも食べ合わせが可能というだけでなく、糖分の質にも秘密があります。ご飯の中のでんぷん質には、アミロースという難《なん》消化性でんぷん質が多く入っていて、これはまるで食物繊維のように腸では吸収されません。だから、ご飯は、糖の吸収がゆったりとした腹持ちのいい食品です。

日本人が膵臓《すいぞう》からインシュリンをゆっくり出すという食生活を何千年も続けてきたことにより、日本人に特徴的な代謝システムとして膵臓はインシュリンを徐々にしか分泌できないようになり、腸も長くなったのです。和食では、その長い腸を支えるための発酵食品、乳酸菌、食物繊維も摂れていたので、長くても腸内環境もきちんと整えられたと分析できます。

ところが、今、日本人の食生活には、欧米食がどんどん入りこんでいます。欧米食は、軟食、つまり柔らかい食文化なので、血糖値も急激に跳《は》ね上がります。さらに、悪いことに、加工食品の中にはペットボトルのジュースのように、原材料がブドウ糖溶液というように分解もすませていて、飲むとすぐ吸収されるものを含んでいるものも多数あります。これらの食品により、ゆっくりにしかインシュリンを出せない膵臓には多大な負担をかけ、後述の太り体質が糖尿病の急増に拍車をかけるのです。

日本人の遺伝子は牛乳が苦手で、白人の4倍も太りやすい

また、日本人の遺伝的特質も大きく二つあります。

一つめは欧米人と違って、日本人は遺伝的に乳糖不耐症《にゅうとうふたいしょう》です。これは哺乳動物として自然の姿で、人間は、赤ちゃんのときは、乳糖を分解する酵素であるラクターゼの活性が100％ですが、成長するに従ってこの活性が落ちてくるため、乳を飲むと下痢をするなど乳糖を分解できなくなります。ところが、数万年前、ヨーロッパで突然変異により乳糖不耐症を克服した民族がでてきました。つまり大人になってもラクターゼの活性が100％であるために、お乳を飲んでもおなかがゴロゴロしないのです。ヨーロッパは寒くて土地が痩《や》せているため、主食としては小麦しか採れません。米と違って小麦は栄養的に主食になり得ないため、彼らは牧畜を始めたのです。つまり、突然変異である能力を利用して、牧畜民族になりました。日本の現代食はこの遺伝子の違いに配慮しているでしょうか。

二つめは日本人は倹約《けんやく》遺伝子が多く、白人に比べ4倍以上の方が太りやすい体質を持っています。基礎カロリーが白人より200キロカロリーはセーブされている飢餓に強い民族なのです。これらを合わせて考えると、糖尿病や高血圧など現代の日本人に増加している病気というのは、日本人の長い食事の歴史、食歴に

よって作りだされた日本人特有の遺伝性や代謝システムに合わない食に順応できないために起こっているのではないか、ということがいえると思います。

先に述べた栄養過剰《カロリー》の栄養失調と、二つの日本人の遺伝性体質に合わない食の問題、これらをクリアーにしない限り、病気になる人も減らせませんし、病気になった人も病気のコントロールがうまくいくはずがないと私は考えます。

サプリメントと食事

理想的な食生活を創造する!

栄養過剰《カロリー》の栄養失調を改善するには、逆加工食品を摂取するしかない!

では、日本の現代食に関する二つの問題点を、サプリメントで解決できるか、といったら、解決はできません。栄養過剰の栄養失調のうち、栄養失調の部分はサプリメントで補うことができますが、摂りすぎたものを減らすことはできませんし、日本人の遺伝性代謝システムに合う食事をサプリメントで作ることはできないからです。つまり、サプリメントだけで、健康づくりや予防はできない、サプリメントには限界がある、まずそれを認識するところから始めなければなりません。その上で、栄養失調の部分だけを補う食品はない、それを実現できるのは、サプリメントの他にないということも知っていただきたいと思います。

栄養失調の原因の一つに、素材の栄養価の低下が挙げられます。50年前の野菜と比べて、今の野菜の栄養価は8分の1から20分の1ではないかというデータがあります。ところが、野菜の消費量は50年間変わっていない一方で、人口は1・5倍に増えています。ということは、野菜の消費量は3分の2になっているということになります。

また、ビタミン、ミネラル、食物繊維を削《けず》ったり壊《こわ》したり、溶かし減少させている加工食品が増えていることも栄養失調の一因なのですが、では、どうすれば栄養失調を改善できるかというと、栄養学的に逆の加工食品を加えればいいのです。カロリーを削って、ビタミン、ミネラル、食物繊維を残した食品を作る、つまり、通常の加工食品と逆の加工食品が、サプリメントということです。

さらに、サプリメントが必要な理由としては、私たちの体のビタミン消費量が、増えているという事情もあります。私たち人間は、身体的ストレスへの順応性は高いのですが、精神的ストレスには低く、対処するのに副腎からのホルモンをたくさん使います。そのホルモンの材料は、主にビタミンCです。私たちは常に口からビタミンを補給しておかなければならないのに野菜の栄養価は低下し、食品も加工されています。代謝に使う栄養も足りていないのに、ストレスの分までビタミンが足りるはずがありません。

とはいえ、サプリメントは、対症療法《たいしょうりょうほう》だと私は思います。根治療法《こんちりょうほう》は、栄養価の高い野菜作りです。つまり農業の問題なのです。ところが、現状では、オーガニックでも、ヘルスプロモーション（健康増進）はうまくいきません。つまり野菜の栄養価が十分、上がらないのです。農業というより環境の問題なのです。これはすぐには解決できない問題です。

毎日8膳のご飯を食べている時代は太っている人があまりいなかった

では、サプリメントを摂りさえすれば健康が維持できるかというと、それだけではサプリメントは力を発揮できません。その力を引き出すには、適切な食事と運動が必要です。

健康をサポートする稲毛病院（千葉県稲毛市）特殊外来の一つであるビタミン外来は、生活習慣の基盤となる食とエクサイズとサプリメントを改善することで、未来の健康を保障することを目的にしています。

このビタミン外来では、3食中2食以上、和食を摂るよう指導しています。和食を日常食として位置づけることがまず必要なのですが、では和食とはなにかということ、ご飯、米を主食として食べる食事、ということです。私は、患者さんに、男性はご飯を1日に2合を目標に4膳、女性は1日3膳以上食べなさい、と指導しています。

大正時代の日本人は、1日平均8膳のご飯を食べていましたが、今は、2膳半しか食べてません。8膳食べている時代にはたいして太っている人がいなかったわけですから、ご飯を食べないから太るということもできます。

和食は、ご飯と大豆製品の食べ合わせが骨格です。ご飯とみそ汁、納豆、豆腐がベースにあり、これは世界で最も優秀な伝統食です。その脇を固めるのが魚介《ぎょかい》類、海藻《かいそう》と根菜《こんさい》類です。

3食中2食は和食、洋食と中華、現代版加工食品は、非日常食として位置づける

この五つのアイテム、ご飯、大豆製品、魚介類、海藻、根菜類をきちんと揃《そろ》えれば日本人の食事としては理想の骨組みができあがります。食材の買い物に行ったとき、海の幸と山の幸と陸の幸のコーナーからそれぞれ食品を1品以上買ってきて食事を作ったときに、海の幸、山の幸、陸の幸、OKと指さし確認するようアドバイスしています。ご飯と大豆製品、魚介類、海藻、根菜類をベースに、海の幸、山の幸、陸の幸を1品以上、1日に2回以上、食べることです。肉は多少食べても構いませんが、3食中2食は和食にして、欧米食や中華は非日常食として位置づける必要があります。

乳製品についても気をつけていただきたいのですが、日本人が1日に飲める牛乳の量は、1日400ccまでといわれています。ですから、コップ1杯の牛乳やヨーグルトを摂る分には問題はありませんが、乳糖不

耐症である日本人が、欧米人と同じ量だけ摂っていいはずがなく、量には制限をつけるべきです。

和食を日常食とすることで、栄養過剰《カロリー》の栄養失調の問題のうち、栄養過剰《カロリー》が治まってきます。そして、日本人の遺伝性や代謝システムに合う、体への負担が少ない食事になります。ところが、残念ながら素材の栄養価は下がったままなので、サプリメントを補給する必要があります。しかしサプリメントも、日本人に合った補給法が求められます。

サプリメントと実践運動

最大の効果を上げる補給法！

四つに分類できるサプリメント、補給するときの優先順位は？

サプリメントの補給には優先順位があり、私は、サプリメントを主に四つに分けて摂取をすすめています。

1番目、人類共通のサプリメントとして、最も優先順位が高いのは、「ビタミン、ミネラル、プロテイン」です。この三つの栄養素は新陳代謝の材料です。髪の毛、爪、肌、筋肉、体の酵素、たとえば、話題のコエンザイムQ10もビタミン、ミネラル、アミノ酸から、体のなかで作られているのです。

2番目は、和食に特徴的な栄養素で「レシチン、EPA・DHA、食物繊維」です。この3つは、日本人の副食の代表である大豆、魚、根菜類の主栄養素です。

1番目と2番目が代謝に関わる主栄養素です。

3番目は、準栄養素で、「コエンザエムQ10、クエン酸、核酸《かくさん》、コンドロイチン、グルコサミン、乳酸菌、コラーゲン、ファイトケミカルズ（茶カテキン、ポリフェノール、フラボノイド、リコピンなど）」といったもの。4番目が、「ハーブ類（イチョウ葉エキス、エキナセアなど）」です。

まず、必須なのは、1番、2番で、それでも代謝が改善しない場合は、準栄養素をプラスし、それでも改善しなければハーブ類を目的に応じ使います。

ちなみに、ファイトケミカルというのは、野菜や果物に入っている栄養素以外の化学物質のことで、抗酸化物質として使われます。

サプリメント学には、総合栄養補助の概念と総合抗《こう》酸化《さんか》物質の補助、という二つの大きな概念があります。それは、特定の一つか二つだけの成分を摂《と》っても効果がないどころか、単独摂取では逆に活性酸素が増えてしまうというデータもあります。

ウォーキングだけでは瘦《や》せません。サプリメント補給と平行して行う効果的な運動法とは？

食生活の改善と適切なサプリメントの補給により、栄養のバランスは整いますが、ここで終わっては何もならないのです。これらをエネルギーと体の細胞に換えなければなりません。

現代社会は、体を使わない身体的ストレス失調社会ですから、栄養をエネルギーや体の細胞に換えるためには、あえて体を動かす必要があります。そこで運動が必要なのですが、よくいわれるウォーキングでは、過剰な脂肪細胞は燃えません。安易にウォーキングをすすめてしまうのは、代謝を理解していないからでしょう。

代謝を理解するには、まず消費エネルギーから理解しましょう。消費エネルギーは、60～70％が基礎代謝、残りの20～30％が運動と食事によるエネルギー代謝です。私たちが注目しているのは、代謝の大部分を占める基礎代謝量なのですが、この基礎代謝がどのような臓器によってまかなわれているかというと40％は筋肉で、ほかに胃腸、肝臓、腎臓、心臓と続きます。この中で自分の意志で増やすことができるのは筋肉だけです。

筋肉が増えれば、それに比例して基礎代謝量も上がりますし、同じ運動量でもエネルギー消費量はアップします。また、身体に溜まった脂肪は筋肉で燃焼しますので、筋肉を減らしてのダイエットはあり得ないのです。

さらに重要なのは、日本人の食の摂り方と矛盾しないということです。日本人はどのようにして体を作ってきたかというと、ご飯をたくさん食べ、鍬《くわ》をふるって、筋肉をつける運動をして、その筋肉にご飯の糖分をグリコーゲンとして蓄えて、長い時間働けるようなボディメイクをしてきました。だから日本人は持久力があり、マラソンで好成績が取れるのです。

ですから、まず筋肉をつける運動が私たち日本人には必要で、老化した体で無理にウォーキングをしても膝《ひざ》を痛めるだけです。東洋の伝統的な運動である気功、ヨガ、太極拳、能、日本舞踊などはすべて筋肉のレジスタンス運動をベースにしています。

レジスタンス運動というのは静的運動（腹筋や背筋運動など）のことで、いつでも、どこでも、誰にでも、何をしていてもできる運動です。やり終わったときには、体全体が軽くなり、エネルギーが貯まっている心地よい爽快感《そうかいかん》が得られるのが特徴です。

新陳代謝という栄養素（蛋白質《たんぱくしつ》、ビタミン、ミネラル）を体の細胞に換えていくためには、レジスタンス運動という筋肉運動が必要ですが、もう一つ、睡眠も重要な役割を果たします。体は、寝ている間に合成されるのです。

ウォーキング等の有酸素運動をするのは、筋肉をつけてからにしてください。

心の調子が悪いときは体に目を向けよう！精神代謝という新しい概念

エネルギー代謝の材料は栄養（炭水化物とビタミン）と有酸素運動です。さらに、もう一つ必要なのは、頭脳労働です。

私たちが摂った炭水化物の約4分の1、25%は脳で代謝しています。ボーっとしていると太ってしまうということです。

それから、体を動かすエクササイズには三つあるということを覚えておいていただきたいのです。レジスタンス運動という筋肉運動、有酸素運動（ゆったりしたウォーキング、スイミング、サイクリング）、頭を使うエクササイズである頭脳労働です。

ですから、私のビタミン外来では、食、サプリメント、運動の仕方をきちんと指導した上で、睡眠と頭脳労働を同時に改善するように指導しています。

ビタミン外来の指導を受け、患者さんがよくなった症状を分析しますと、五つのカテゴリーで改善が見うけられます。

これには、よくなる順序があるようで、①新陳代謝、②エネルギー代謝、③精神代謝、④日常生活面、⑤疾病症状と改善していきます。つまり、体の基本的な代謝が改善すると、精神面の改善がみられ、この三つの代謝が改善すると、免疫系、内分泌系、精神系という三つのホメオスタシス（自然治癒力・回復力）を担うネットワーク系が改善し、自己治癒能力が最大限に力を発揮できるようになり、自分の力で生活面や症状が改善していくようです。

精神代謝とは、ビタミン外来が初めて提唱した新しい代謝の概念で、心を作るためには材料が必要ということで、その材料は、新陳代謝、エネルギー代謝の改善後に、精神面の改善もするので、オーバーラップしているのではないかと分析しています。

精神を生物学的精神と社会的精神の二つに分けて考えると分かりやすいでしょう。

社会的精神は、生物学的精神の上に成立するものです。生物学的精神の状態が悪くなってくると、摂食障害、睡眠障害などを起こし、社会的精神の材料がそろわなくなり、社会的精神を作れなくなります。まずは、生物学的精神をきちんと取りもどすことが必要です。

そのためには、まず生物学的精神の材料である栄養（炭水化物、蛋白質、脂質、ビタミン、ミネラル）と運動（レジスタンス運動、有酸素運動）と睡眠をきちんととることが重要です。つまり、精神を立て直すには体を立て直すことが、まず必要なのです。

未来を創る予防医学

よりよい人生を送るために

三つの代謝がよくなると体の三つのネットワーク系が力を発揮する

新陳代謝、エネルギー代謝、精神代謝という三つの代謝がよくなってくると、体の中で眠っている三つのネットワーク系が動き出し、最大限の力を発揮することができます。三つのネットワーク系とは、免疫系、内分泌系、神経系です。これが充分に力を発揮できるようになると、自己治癒能力が最大限力を発揮できるようになり、ライフスタイル、生活面、疾病症状が改善されます。

そうすると日常生活における人間関係、仕事や勉強に必要な記憶力に改善が見られて、最後に症状が取れるのです。ビタミン外来にいらした患者さんが、この症状をとるためにはどのサプリメントがいいですかと聞かれるのですが、そんなサプリメントはありません。あったらそれは、サプリメントではなく薬なのです。

サプリメントは、自分の体の代謝を正常化するための一つのアイテムで、必要条件だけれど十分条件ではありません。十分にするために食事、運動、睡眠、頭脳労働などの条件を整え、サプリメントを摂ることで十分条件が揃います。十分条件が揃うと代謝が一つずつ改善されていき、それに伴って自分で治す力が生み出されて、自分の力で症状をとることができるのです。

今まで予防医学には、リスクリダクション（リスク減少）、つまりしてはいけないことの提案しかありませんでした。しかし、ヘルスプロモーション（健康増進）として、日本人の予防医学を成立させる可能性は充分にあります。この予防医学のなかに、サプリメントを位置づける必要がある、というのが私の主張です。すでに、代謝を正常化しながら、現代社会に順応していく代謝改善順応法を理論化しているので、簡単にご説明します。

私たちの体が持っているいろいろな能力は内部環境です。体の内部環境と私たちを取り巻くあらゆる外部の環境がぶつかりあって出てきた結果が、今の私たちのコンディションだと考えられます。内部環境には、遺伝、代謝システム、生活習慣などが、無意識のうちに存在しています。外部環境には、食環境、精神的ストレス社会、身体的ストレス社会、高齢化、人口減少社会などが挙げられます。これらがぶつかり合った結果、生活習慣病や精神疾患の増加が産まれているとするならば、内部環境が外部環境のどこにどう順応できないから症状が出ているかを分析する必要があります。

内部環境のうち、遺伝も代謝システムは変えられない宿命です。変えることのできない宿命に対しては、変えることのできる外部環境を変えて、順応するしかありません。変えることのできない外部環境に関しては、変えることのできる内部環境を変えて順応するしかないわけです。宿命をきちんと配慮した上で、何をどうすればよいかを考察すれば、おのずと結論は出てくるわけです。

西洋医学、東洋医学、セルフメディケーション。3方向からのアプローチで病気を持っていても健康になれる！

西洋医学の病気へのアプローチは、病気そのものをたたくことです。ところが、副作用が働くため、自己治癒力を弱めてしまいます。ですから、自分で自分を治す力の弱い人は、抗がん剤が使えなかったり、手術のできないケースがあります。

東洋医学のアプローチは免疫力を高めたり、自分で治す力を高めようとするものです。ところが、自分で治す力だけで病気をやっつけられればいいのですが、それでは弱いことが多い。西洋医学と東洋医学は、アプローチの方法が違うので、同時に行っても基本的に問題はありません。

さらに、家庭では新陳代謝、エネルギー代謝、精神代謝の三つの代謝をまず安定化させることが重要です。

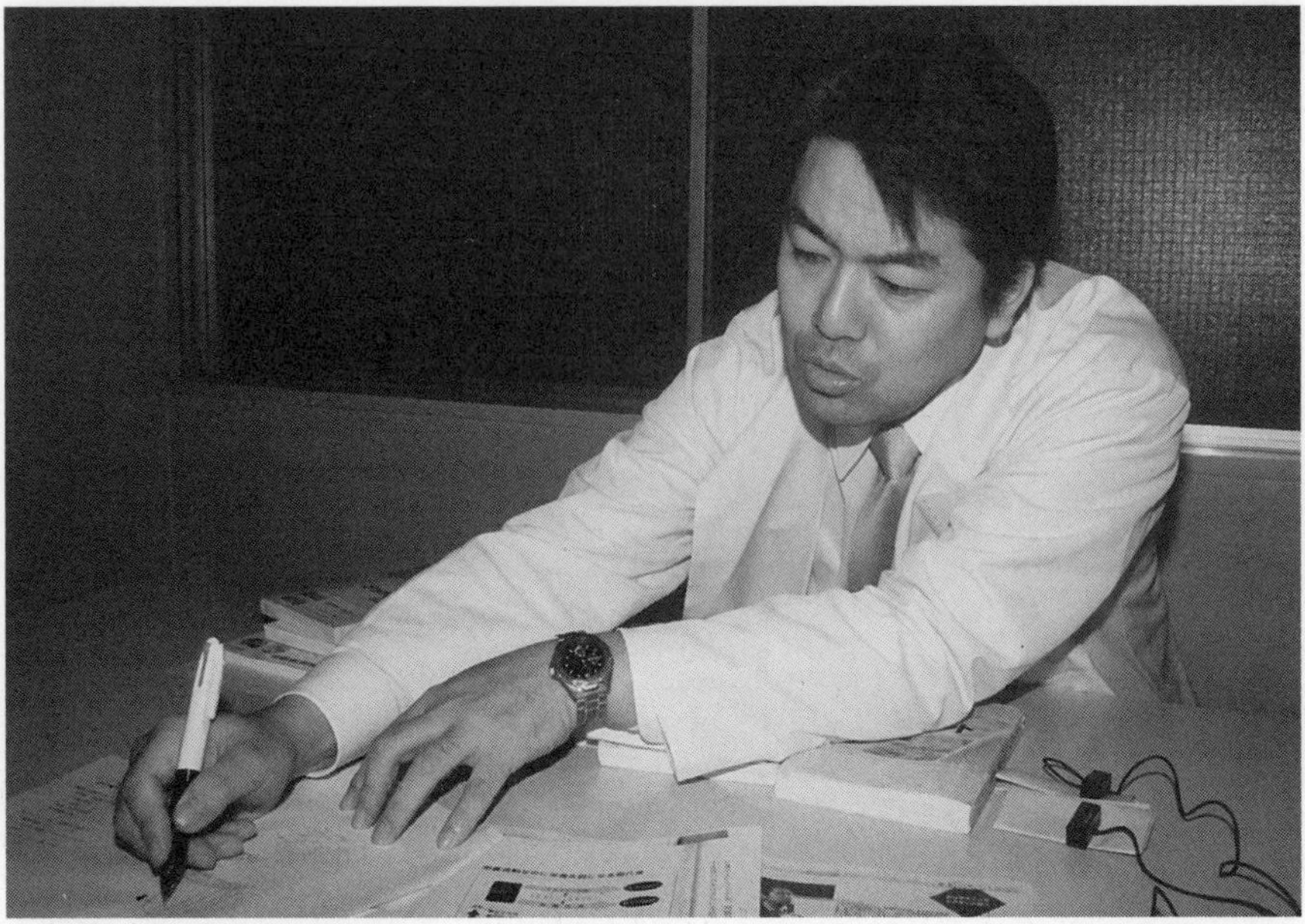

一つひとつの質問事項に丁寧に説明してくれる佐藤先生。ありがとうございました。

この三つの代謝が改善することにより、東洋医学がアプローチしている自分で治す力が高まることが、ビタミン外来でわかってきたからです。

これらの三つの力、西洋医学のアプローチ、東洋医学のアプローチ、家庭で自分自身の手で行うセルフメディケーションは、タイプは違うけれど、病気をよくしようとする方向性は同じなのです。それぞれ病気をよくしよう、体をよくしようという働きかけなので、基本的にはそれぞれは矛盾はしません。

当然、がんには、東洋医学である漢方も、必要なら抗がん剤も使うし、手術もします。そして、自分でできることはどんどんやってみましょう——これが私たち、ビタミン外来の主張です。

ビタミン外来のモットーは、「死ぬとき一番元気。歩いて天国に行こう!」

病気の有無にかかわらず、ビタミン外来の指導を同時に実行しますと、ほとんどの患者さんが成功曲線に乗り、徐々に改善していきます。どんなに高齢者でも新陳代謝がよくなり、髪の毛、爪、肌、筋肉、骨が安定してきます。実際、99歳でも骨密度は上がります。次にエネルギー代謝がよくなり、体がよく動くようになります。その次に、メンタルが安定し、生活が安定してきて、症状が取れてきます。このままいくと、うちにくるおばあちゃんたちは、死ぬときに一番元気になってしまいます。

ですからビタミン外来のモットーは、「死ぬとき一番元気。歩いて天国に行こう」です。それが本当のアンチエージング（抗加齢）ですし、本当のダイエットなのです。ダイエットは、3カ月後によければいいのではなく、死ぬときに一番元気になるように標準を合わせるものです。この正しいダイエットに立った上で、今のファーストダイエット（簡単にすぐにできるダイエット）のようなことをやるのならまだわかりますが、正しいダイエットの概念を知らずにファーストダイエットをやってしまうから病気を作るのです。

ところが、低インシュリンダイエットのような、日本人の宿命にまったく配慮しない、無意味というよりも有害な本の方が売れてしまうんですよね。だいたい、炭水化物の摂り方を変えるだけで痩《や》せられるはずがないでしょう。摂りすぎているのは脂肪なのに、なぜ、脂肪を減らさずに炭水化物の摂り方を変えて痩せようとするのでしょうか。しかも、なぜパスタがいいのでしょうか。日本人に合わない欧米のやり方をそのまま取り入れてしまうから、順応できなくて日本人に病気を作ってしまうのです。健康に関して、欧米のやり方を取り入れようとするときは、背景の分析をした上で、日本人向けに書き換えることをしなければ危険です。

西洋医学は予防医学になり得ないし、患者さんの希望する未来を作れない

医療の現場では、死に方まで、西洋のやり方を実践しています。死ぬとわかっていても心臓マッサージをされて、気管内挿管《そうかん》をされて死にたいですか。日本人は住み慣れた自宅の畳《たたみ》の上で死にたいでしょう。病気も健康も生の一部だと見ているし、輪廻転生《りんねてんしょう》をベースに死んだら仏様になると考えている私たちが、なぜ、死ぬ前に心臓マッサージを受けて、肋骨《ろっこつ》をバキバキ折

られなければならないのでしょうか。
　西洋医学というのは、一面的な医療です。欠陥を認めたのがインフォームドコンセント（情報公開とその同意）という概念を生みました。西洋医学では予防医学も作れないし、患者さんの未来も作れません。なぜかというと、西洋医学は、病気の病体生理を分析して、治療法を編み出そうとしているので、なぜ、病気になるのかの分析は不十分だからです。また西洋医学は、現病歴と既往歴から、患者さんの未来を決定してしまうシステムだからです。これでは、患者さんの未来をプロデュースできるわけはありません。つまり西洋医学だけでは、自ら生みだしたインフォームドコンセントの概念を成熟させることは不可能なのです。

　一方、東洋医学は、たとえば漢方の証《しょう》（体の現象）をみるときに、あなたは未来、こうなる可能性があります。だから今、これを摂っておきましょうという具合に、病気を未然に防ぐことを基本にしています。漢方薬を治療薬だと思いこんでいる人もいますが、それは予防薬であり、漢方そのものは予防医学なのです。

　西洋医学は、病気になってから考えるため、予防法は使えません。西洋医学で作っている予防医学は予防医学とはいえないのです。病体生理を分析して治療法を編み出そうというときに、副産物としてリスクファクター（悪化因子）、つまりその病気を悪化させてしまう因子がわかりますが、その悪化因子を予防因子として代用しているのが、今の予防医学のレベルだからです。煙草を吸うと、肺がんの患者さんや肺疾患持っている患者さんの症状が悪化するデータはあるのですが、それを肺がんの予防因子として使っているのです。ですから、それが肺がんを起こす因子とは言い切れません。実際、１００歳を過ぎて煙草を吸っている人もいるし、煙草を吸わないのに肺がんになる人もいます。肺がんが煙草が原因で起こるのか否かは、臨床的にも疫学的にも調べ尽くさなければいけないことです。

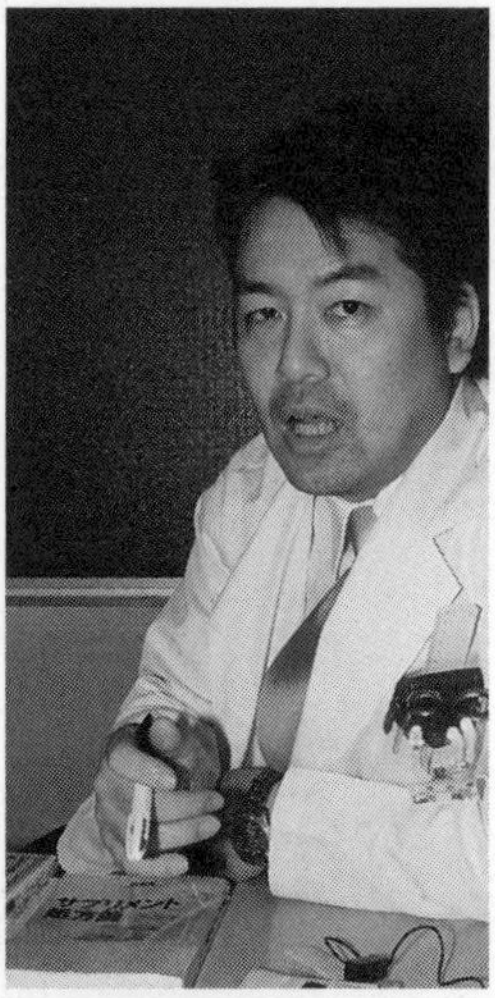
日々の診察の他、講演会等でも多忙な佐藤先生。

患者さんの健康と未来をサポートする医療を広げよう！

また、西洋医学では、インフォームドコンセントは成就《じょうじゅ》できません。

膝《ひざ》の悪い患者さんが、山登りしたいといわれたときに、患者さんの意向に関係なく、今までの既往歴、現病歴から、登山はだめですと言い切ってしまうのが西洋医学です。しかし、インフォームドコンセントは、訴《うった》えられないためにするのではなく、方向性としては、膝の悪い人が山登りができるように一緒になって考えていくためのもの、つまり患者さんの未来をサポートし続けていくためのものではないでしょうか。

そして、西洋医たちも一面的な医療では、患者さんを満足させることができないことに気づきました。そのために、東洋医学をはじめ様々な医学に取り組みはじめたのです。東洋医学に取り組まなければ、インフォームドコンセントは成就しないということに気づいています。ですから、今、アメリカの学生が漢方薬の勉強を始めています。

これからの21世紀が東洋医学も積極的に取り入れた予防医学の時代だということは間違いありません。

西洋医学は部分的なとらえ方をするので、全体を見渡して自分が何をやっているかが見えてきません。ですから、西洋医学に従事している人は、全体が見えていないためにサプリメントも否定してしまうし、人間の体全体を見るという発想がないため、東洋医学も理解できないのです。私は、西洋医学も東洋医学も勉強していますのでどちらも必要だということがわかっていますし、治療に際し、互いに悪影響を及ぼしてしまうようなことはまずありません。免疫系に働きかけているのか、病気そのものを叩《たた》こうとしているのか、自分の治す力の代謝系を良くしようとしているのか。手段は異なりながら、それぞれ同じ目的、良くするというベクトルへ向かっています。

西洋医学、東洋医学、サプリメントのそれぞれの必要性を十分理解して、患者さんの健康と未来をサポートする医療が広がっていくことを願っています。

（取材／高橋利直　文／清水直子）

知ってましたか？

サプリメントの選び方 見分け方 基礎知識

積極的に健康を維持するために
代替医療としてもサプリメントが
注目されています。現代医学と
科学的根拠のある代替医療によって、
患者一人ひとりに合った医療を
オーダーメードで提供するのが統合医療です。
この総合医療を提唱する蒲原聖可先生に、
サプリメントの基礎知識、使用方法、
さらに、統合医療としての
サプリメント活用方法について
お伺いしました。

蒲原聖可（東京医科大学客員助教授・医学博士）

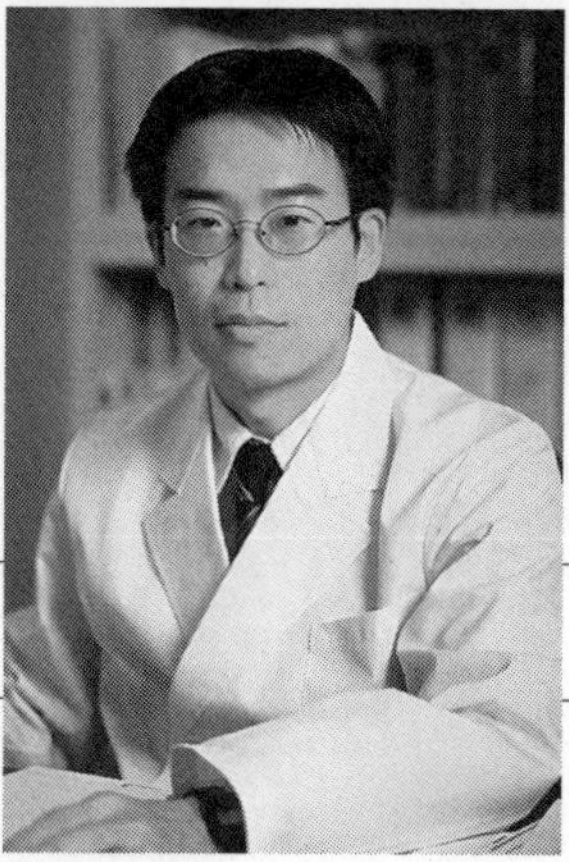

かもはらせいか
徳島大学医学部卒業、同大学院修了。医学博士。日本代替・相補・伝統医療連合会議（JACT）認定医。日本統合医療学会（JIM）評議員。1996〜99年、アメリカのロックフェラー大学にて、肥満および糖尿病に関する研究を行う。現在、東京医科大学・臨床プロテオームセンター客員助教授、DHC研究所顧問、ロイヤルメルボルン工科大学健康科学部日本校講師、東京薬科大学非常勤講師。予防医学の臨床医としてサプリメントを利用した代替医療の研究活動を行う。

サプリメントはベストな健康状態を維持する

「オプティマム・ヘルス」（最適な健康状態を維持する）という健康に関する考え方が広まっています。つまり、健康とは、単に病気ではないという状態ではなく、積極的に自らの生活習慣を見直し、自分にとって最もよい状態で体調を維持していることをさしています。

オプティマム・ヘルスを実現するには、適切な食生活と運動の実践という生活習慣の改善が基本となりますが、食生活に大きな問題を抱《かか》える現代では、代替《だいたい》医療としてのサプリメント（栄養補助食品、英語ではダイエタリー・サプリメント）を上手に利用することも有効な手段です。

老化、がんなどの対策に積極的にサプリメントが取り入れられている

サプリメントは、ビタミン、ミネラル、たんぱく質、アミノ酸、脂肪酸、食物繊維などの栄養素やファイトケミカル（抗酸化《こうさんか》作用のある植物栄養素）、西洋ハーブ類、その他の動植物の有効成分など、体に有用とされる物質を含む食品で、体の健全な成長や発達、健康の維持に必要な栄養成分の補給を目的としたものです。

厚生労働省は2000年に発表した報告書で、「栄養成分を補給し、または特別の保健の用途に資するものとして販売の用に供する食品のうち、錠剤、カプセル等通常の食品の形態でないもの。範囲は、ビタミン、ミネラル、ハーブ、その他の食品の成分」と定義しています。

では、なぜサプリメントが使われるのでしょうか？　最近の食生活の傾向として、動物性脂肪の摂《と》りすぎなどによるカロリーの過剰摂取、加工食品の増加、農産物生産の変化にともなう野菜や果物に含まれるミネラル、ビタミンなどの栄養成分の減少があげられます。特に、加工食品を大量に摂取することでミネラルの恒常的不足が懸念されています。

こうした食生活の変化による栄養成分のアンバランスを解消するために、不足するビタミンやミネラルなどをサプリメントから補給する人々が増えています。

さらに、老化やがん発症の一因として活性酸素の作用が広く知られるようになりました。そこで、がん発症のリスクを少なくし、老化対策（抗加齢、アンチエイジング）や病気の予防を目的として抗酸化作用のあるサプリメントが利用されています。

ご存じのようにサプリメントにはたくさんの種類がありますが、処方される医薬品が病気に対して

用いられるのに対して、サプリメントは一般的に予防医学において効果的です。どのサプリメントを、どれだけの量、摂取するかは、それぞれの体質や性別、年齢、おかれている生活環境や受けているストレス、あるいは喫煙、飲酒などの生活習慣によって異なります。健康維持や病気予防には、前述のように適切な食生活と運動習慣が基本です。自分の生活習慣を見直した上で、目的に合った使い方をすることが大切です。

原材料にアレルギー性物質を含むこともあるので原材料名の確認を

サプリメントを選ぶには、まず、そのサプリメントがどのような有効成分をどのくらい含んでいるのか、内容成分と含有量を確かめます。次に、原材料がきちんと表示されているかを確認します。

表示される原材料には、有効成分である栄養素やハーブ類の名称のほかに、そのサプリメントに使用されている他の成分も含まれます。例えば、サプリメントには、形状を保つためや表面加工のために、ゼラチンやグリセリン、ミツロウなど、さまざまな添加物が使用されています。

そのため、過去に医薬品や食品などでアレルギー症状が生じたことのある人は、サプリメントに使われている原材料でも同じ症状が出る可能性があります。例えば、カニやエビなどの甲殻《こうかく》類の成分でアレルギー症状を起こす人は、それらを原料とするキトサンを含むサプリメントには注意が必要です。ですから、サプリメントを選ぶ際には、有効成分だけでなく、原材料名もきちんと明らかにしているサプリメントを選ぶことが大切です。

サプリメントには副作用があるものもあり、適切な情報提供が求められる

前述のように、サプリメントでも副作用が生じうることがあるため、消費者に対して安全性に関する適切な情報の提供が求められています。ところが、一般的にサプリメントの成分について記載している注意書きには、実際に生じた副作用と理論的に生ずる可能性の

ある副作用とが区別されておらず、消費者の混乱を招いています。しかも、副作用に関する情報が適切な形で提供されていなかったり、逆に理論的な作用メカニズムから推察されただけの過剰な警告が記載されている例も多いのです。

例えば、妊娠中や授乳中のサプリメント摂取に関しては、臨床試験などのデータが十分ではないために、念のために使用を控えるケースも多くあります。

サプリメントを利用する際には、副作用に関する科学的根拠について、メーカーは明示する必要があります。サプリメント以外に医薬品を使用している人で、併用すべきかどうか判断に迷う場合には、主治医や専門医に相談してください。

サプリメントは乱用しなければ安全性は高い

ヨーロッパや中国をはじめ多くの国で使われてきたハーブや薬草は少なくとも数十年あるいは数百年という長期間にわたって実際の臨床経験によって副作用等が確かめられています。使用方法や使用量を間違えなければ、副作用で命を落とすことは考えられません。実際に1981年から1993年にアメリカで行われた統計調査でも、サプリメントとして利用されているハーブによる死亡例は報告されていません。

ただし、ハーブの乱用による被害は報告されています。例えば米国において1994年には、エフェドラというハーブの不適切な使用や乱用による死亡例があります。エフェドラはダイエット・サプリメントとして人気がありましたが、交感神経を刺激する作用があるので、乱用が問題となって日米ではサプリメントとしての利用は禁止されています。

サプリメント摂取には、消化吸収機能が働く食事と一緒が効果的

医薬品には「1日3回、食後30分に1回1錠ずつ服用」などと服用方法が示されています。一方、サプリメントには「1日あたり3粒を目安に」などと書かれているだけで、それほど細かな摂り方が示されていません。サプリメント

は医薬品ではなく食品ですので、あたかも医薬品であるかのような誤解を消費者に与えないようにするためという理由で具体的な摂取方法をあえて示させないのです。

サプリメントはいつ、どのように摂ったらよいのでしょうか

一般に、サプリメントは消化・吸収機能がもっとも働く食事と一緒に摂るのがよいでしょう。適量(定められた量)を食事の直前、最中、食後に水またはぬるま湯で摂取します。

例えば、ビタミンB群やCなどの水溶性ビタミンは、食事と一緒でなくても十分吸収されますので、ドリンク剤のビタミン・サプリメントならいつ摂取してもよいことになります。

また、ビタミンA・D・E・Kなどの脂溶性ビタミンやβ《ベータ》カロチンは食間の空腹時に摂ると消化・吸収機能があまり働きませんので吸収効率がよくありません。脂肪分を含む食事と一緒に摂るほうが、より効率よく吸収されます。

病院で医師によって処方された薬を食前あるいは食後に服用していて、さらにサプリメントを摂る場合には、相互作用を避ける意味で、念のために時間を1~2時間程度あけるようにしてください。

サプリメントは、目的や種類によって毎日摂るほうがよい場合と必要に応じて摂ればよい場合があります。また、その日の食事内容や運動習慣などのライフスタイルによって、種類や量を変更することもあるでしょう。

一般的に、念のために栄養素を補給する場合は原則として毎日摂取するのがよいでしょう。必須栄養素であるビタミンやミネラルの不足を解消するために摂る場合は、毎日確実に摂ります。この場合の摂取量は、厚生労働省が決めた必須栄養素の1日所要量を目安にするとよいでしょう。毎日の食事で確実に栄養素の摂取ができていればサプリメントを摂る必要はないかもしれません。

野菜に含まれるビタミン類の量は季節によって大きく異なります。例えばホウレン草では、旬の冬ものに比べて旬ではない夏ものはビタミンC含有量が3分の1になってしまいますし、20年前に比べて、

ホウレン草やコマツナなど十数品目の野菜はビタミンCの含有量が大きく減少しています。さらに、食事に加工食品の割合が多くなって加工中に減少するためミネラルが不足しがちです。「マルチビタミン」や「マルチミネラル」などのサプリメントは、必須栄養素であるビタミン類やミネラル類の1日所要量（あるいは必要量）に準じて作られていますので基本的に毎日摂るのが好ましいでしょう。

体力増強、免疫力アップ、生活習慣病の予防には毎日確実に摂取

ビタミンやミネラルの健康への効果を期待し、より健康な状態を維持することを目的とするオプティマム・ヘルスの実現をめざすには、毎日サプリメントを利用するのがよいでしょう。それには「マルチビタミン」「マルチミネラル」をベースとして、いくつかのサプリメントを加えて摂取します。ただし、脂溶性《しようせい》ビタミンには摂取上限が設定されています。また、ミネラルも過剰に摂取すると逆効果になりかねません。

ハーブサプリメントは、作用メカニズムがまだ分からない未知の成分も含めて、そのハーブに含まれる特定の成分による効果を期待しています。しかし、量を増やせば、より大きな効果があるというわけではありません。各製品ごとに目安とされている摂取量を守ることが大切です。

多くのサプリメントには植物の抽出成分が含まれていますが、その成分によってアレルギー症状を引き起こすこともあります。このアレルギー症状は牛乳や卵、大豆、ピーナッツ、小麦などによる食物アレルギーと同じメカニズムですので、ハーブ類によるアレルギーがとくに危険というわけではありません。アレルギーが気になる場合は、ハーブサプリメントの摂取を目安とされる量の3分の1あるいは2分の1から始め、特に問題なければ1～2週間かけて目安の量にまで増やすとよいでしょう。

サプリメントの効果は、その種類や摂取する人の体質、体調によって数日程度で効果を実感できる場合もあります。特定の症状を改善する目的でハーブサプリメントを摂取する場合、一般にハーブサ

プリメントには即効性がありませんので、効果を判定するためには、最低でも1カ月間、通常は2~3カ月程度継続摂取を要します。

また、ビタミンやミネラルなどのサプリメントは、基本的に継続して摂取しますが、ハーブサプリメントは、数週間摂って1~2週間休むという摂取方法をとるものもあります。ハーブサプリメントを単独で摂る場合にはあまり問題はないと考えられますが、医薬品と併用する場合には、念のための数週間服用したあと1~2週間程度の短期間の休薬期間を設ける場合もあります。

薬草やハーブからつくられたサプリメントで体力増強や免疫力のアップ、生活習慣病の予防などの長期的な効果・効能が期待できるサプリメントは、体調を見ながら長期間継続して摂ることが必要です。このようなサプリメントには、高麗人参《こうらいにんじん》やエゾウコギ、オリーブリーフ、マカ、インド人参、ノニ（東南アジア原産）などがあり、これらは伝統医療で安全性が示されており、継続して摂取することに問題はないと考えられます。

薬草・ハーブ類のサプリメント以外は比較的安全性が高い

サプリメントの摂りすぎや複数のサプリメントの相互作用が心配という場合には、サプリメントを大きく3種類に分けて考え、利用するとよいでしょう。

（1）食材として利用されている動物や植物から有効成分を取り出して製品化されたものは、もともと食品であるので、基本的にはまとめて摂っても問題はありません。ただし、その食品自体がアレルギー源の場合は除きます。それらのサプリメントには、ブルーベリー、クランベリー、ニガウリ、大豆イソフラボン、青汁、リコピン、クロレラ、スピルリナ、ローヤルゼリー、ウコンなどがあります。

（2）少量ですが、昔から香辛料として使われてきた食材の成分からつくられたものも心配はないでしょう。香辛料として使われてきた食材の成分からつくられたサプリメントには、カプサイシン、甜《てん》茶、シソの実油、ウコン（ウコンは一般の食材、香辛料としても使われます）などがあります。

以上の（1）（2）に属するサプリメントであれば、複数を摂取しても問題が生じにくいと考えられます。

（3）薬草・ハーブ類のように、日常的に摂取する成分ではないものから作られたサプリメントを併用するには少し注意が必要です。例えば、女性ホルモンと同じような作用がある成分を含むハーブ類を組み合わせると作用がより大きくなることも考えられます。

健康の維持増進や病気予防のために多種類のサプリメントを利用する場合には、前述のような食品や香辛料に由来する成分のものか、ハーブ類かを確認することが大切です。また、一度にたくさん摂るのではなく、食事の前後で1時間ぐらい時間をあけて、分けて摂るとよいでしょう。

サプリメント・ガイド・ピラミッド（下図）で、より効果的に摂取を

では、どのようなサプリメントを摂ればよいのでしょうか？　アメリカで用いられているフード・ガイド・ピラミッドの発想を応用して私が作成したサプリメント・ガイド・ピラミッドにまとめてみました。

ピラミッドの底部に、オプティマム・ヘルスの基本である日々の適切な食生活と運動習慣をおき、その上に、すべての人が毎日摂ることが望ましい基本的な栄養素であるビタミンやミネラルを示しています。

ビタミンやミネラルを摂る場合、

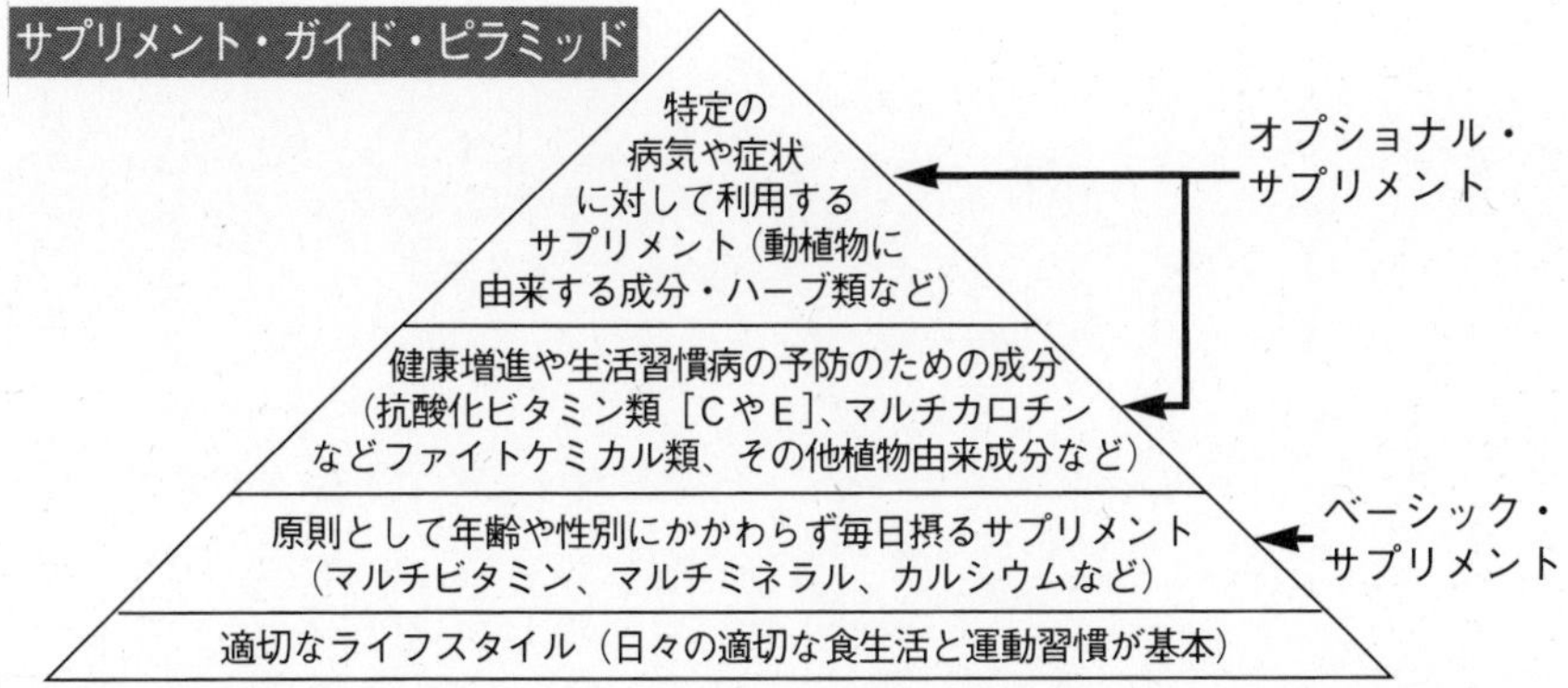

1つの製品に主要なビタミンやミネラルの1日の所要量が含まれている複合型と、1種類のビタミンあるいはミネラルを含む単一型のサプリメントを組み合わせて利用すると効果的です。

複合型ビタミン剤（マルチビタミン）にはビタミンB群、C、D、E、複合型ミネラル剤（マルチミネラル）には、鉄や亜鉛、クロム、セレンなどが含まれています。製品によってカルシウムやマグネシウムを含みます。

1日に最低限必要なビタミンやミネラルを複合型のサプリメントで摂ったうえで、オプショナル・サプリメントとして年齢、性別やライフスタイルに合わせて単一型のサプリメントを加えます。

例えば、ベストな健康状態を維持するために複合型サプリメントを摂《と》ったうえでビタミンCとE、β《ベータ》カロチンをはじめとする有益なカロチノイドをミックスしたマルチカロチンを摂ります。若年女性であればヘム鉄を加えます。外食や加工食品を摂ることが多ければ亜鉛が必要です。また、平均的な日本人ではカルシウムが不足していますので、カルシウムを含むサプリメントを利用するのもよいでしょう。

ピラミッドの中層部には、がんや高血圧、高脂血症、糖尿病など生活習慣病予防に役立つサプリメントをあげました。

そしてピラミッドの上部には、特定の病気予防や症状を改善するために用いられるサプリメントをおきました。

■年代別サプリメント利用法

原則として、サプリメントは年齢に関わりなく、小児から成人、妊産婦、高齢者にいたるすべての人が、安全に用いることができます。

アメリカでは、小児向けのマルチビタミンやマルチミネラルなどのサプリメントが一般的になっています。また、乳幼児が魚油のサプリメントを摂取して、よい結果を得たという報告もあります。

次に年代別のサプリメントの利用方法をあげてみましょう。

●子ども

小児向け「マルチビタミン」や「マルチミネラル」、必須脂肪酸の一種である魚油のDHAやEPAも有用です。

一般に、子どもに用いる場合のサプリメントの量は体重から比例計算して求めます。成人体重を60～70 kgとして、子どもの体重が30～35 kgであれば、成人の半分の量とします。

しかし、子どもは成長期にあり、成人に比べて代謝が盛んで、基礎代謝の計算式が異なります。そのため、子どもにサプリメントを与えるときにはビタミンやミネラルはあまり問題にしなくてもよいでしょうが、ハーブサプリメントは注意が必要です。

●若い女性

一般的に鉄とカルシウムが不足しています。また、膀胱《ぼうこう》炎・尿路《にょうろ》感染症予防にクランベリーを用いることができます。

女性ホルモン様物質を含むサプリメントがありますが、妊娠中は避けたほうがよいでしょう。サプリメントのパッケージや商品説明書に表示されていますので確認が必要です。ハーブサプリメントは、特に健康被害や副作用があったわけではありませんが、臨床試験などでの使用例が少ないので、念のために、妊娠中や授乳中は使用を控えた方が良いものもあります。

●中年（働き盛りの年代）

高麗《こうらい》人参、エゾウコギ、インド人参、マカ、冬虫夏草など滋養強《じょうきょう》壮《そう》や疲労回復効果のある成分を含むサプリメントがあります。また生活習慣病が気になる中年以降は、サプリメント・ガイド・ピラミッドの生活習慣病を予防するサプリメントや、がんを予防する成分を含むサプリメントの摂取が必要となるでしょう。

●高齢者

50歳を超えると男性は、前立腺《ぜんりつせん》肥大症による排尿のトラブルが増えてきます。予防にノコギリヤシなどのサプリメントが有用です。

骨粗鬆症《こつそしょうしょう》になりやすい高齢女性ではカルシウムが必要とされます。また膀胱炎・尿路感染症予防にクランベリーが有用です。

視力低下を防ぐために、目に効くサプリメントとして、ほうれん草などに含まれるルテインがおすすめです（若年者ではブルーベリー）。

高齢者の場合は、ビタミンやミネラル、植物エキスなどは通常の量で問題ありませんが、ハーブサプリメントは減らしたほうがよいでしょう。高齢になると肝臓や腎臓の機能が低下し、体脂肪の割合が増えます。腎臓の機能は60歳代では6割程度まで落ちます。腎臓の濾過《ろか》機能や肝臓の代謝機能が低下すると、サプリメント成分の血中濃度が上昇しますので、高齢者がハーブサプリメントを摂る場合は、3～4割程度少なめで十分でしょう。

ただ、高齢者は消化管からサプリメントの成分を吸収する機能も低下しているため、特に減らす必要はないという考え方もあります。

代替医療としてのサプリメント活用

もともとサプリメントは、現代西洋医学とは別の「もうひとつの医療」（オルタナティブ・メディスン、代替医療）に属していて、その役割は現代西洋医学を「補完」することにあります。

しかし実際には、現代西洋医学を「代替」し「補完」すること、さらには現代西洋医学と代替医療・サプリメントとを「統合」するというような非常に重要なステップが、医師や医療専門家ではなく、患者や利用者という一般の人々によって行われているのが現実のようです。

2002年に、東京医科大学で私もメンバーに加わって行った調査では、利用しているサプリメントについて医師に自己申告した人の割合は、ビタミン・ミネラル利用者で14・3％、それら以外のサプリメント利用者では4・5％にすぎませんでした。サプリメントや健康食品の利用者の中には、医師に相談すると笑われたり、あきれられたりするかもしれないと思い、主治医に知らせていない場合さえあります。これは決して好ましい状況ではありません。

私たちが健康の増進、特定の症状を改善するためにサプリメントを試してみようと思うときは、現代西洋医学とサプリメント（代替医療）の両方に通じている医師や、医療専門家が診療に当たっている医療機関で受診したいものです。そうすれば現代西洋医学と代替医療の区別なく、その人に最も適した方法によって健康を管理し、病気や症状を改善できるのではないでしょうか。

（取材／高橋利直　文／矢崎栄司）

特集 3

サプリメントをもっと知る

P. 68

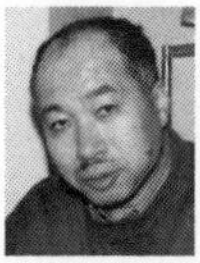

生田 哲（薬学博士）

Satoshi Ikuta

やさしい栄養学入門

東京薬科大卒業。薬学博士。カリフォルニア大学ロサンゼルス校などの博士研究員を経てイリノイ工科大学助教授（化学科）。現在は日本で精神や心のはたらきを物質レベルで解析するなど、最新科学に基づいた著作の執筆を続けている。著書多数。

P. 82

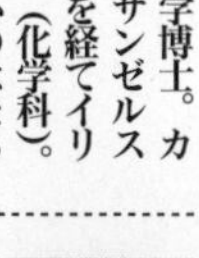

後藤 典子（NPO法人日本サプリメント協会代表理事）

Noriko Gotoh

健康食品・サプリメントのウソ、ホント？

同志社大学文学部卒業。ジャーナリストとして活動を行うなかでサプリメント情報の不透明さに疑問を抱く。信頼できる情報の収集と提供のためにNPO法人日本サプリメント協会を設立。公正中立な健康管理の啓発に努めている。講演活動も多数。

やさしい栄養学入門

脳がめざめる・体も若がえる

生田　哲
（薬学博士）

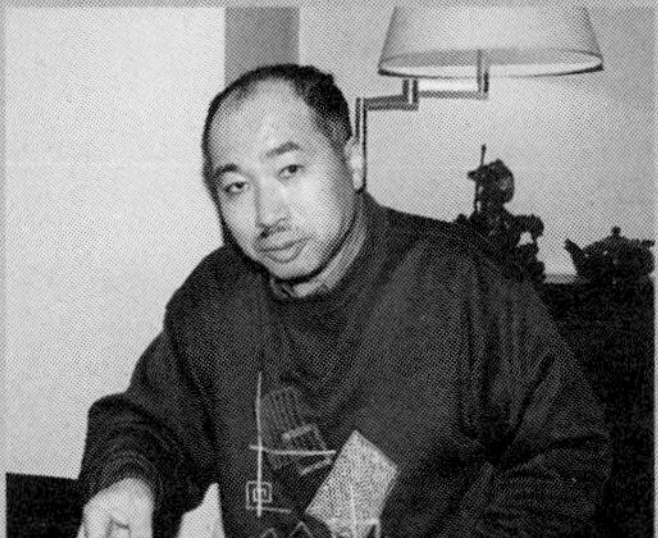

いくた　さとし
東京薬科大卒業。薬学博士。カリフォルニア大学ロサンゼルス校などの博士研究員を経てイリノイ工科大学助教授（化学科）。現在は日本で、精神や心のはたらきを物質レベルで解析するなど、最新科学に基づいた著作の執筆を続けている。『脳がめざめる食事』（文藝春秋刊）など著書多数。

最近の生化学の進歩で、
栄養素に関する新発見は目白押し！
その結果、誕生した
様々なサプリメントは利用法次第。
上手に使えば、あらゆる病の予防、
そして生活の向上に役立つ…
と生田哲氏はいいます。
なぜサプリメントは効果があるのか、
脳の働きをよくするサプリメントなどについて
やさしく説いた原稿をいただきました。

今やサプリメントは、一兆円市場に！

世界には飢えに苦しむ人々が存在する一方で、先進国をはじめ、多くの国々で高カロリーと高脂肪食品が行き渡り、肥満、糖尿病、高血圧、がんが著しく増えた。食事とこれらの病気の因果関係が認められるようになり、専門家ばかりでなく、消費者も積極的に食物に関心を持つようになった結果、この10

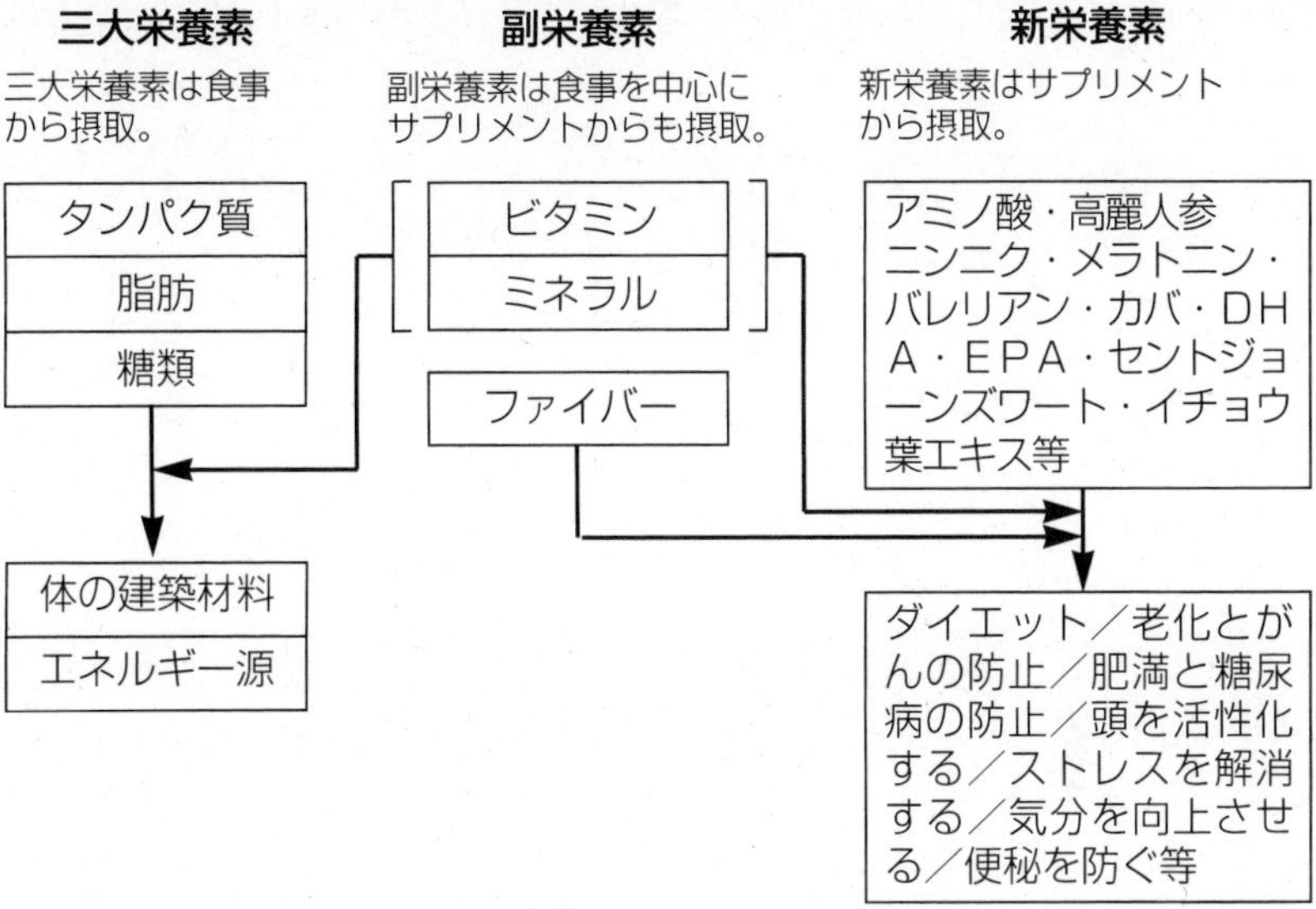

三大栄養素、副栄養素、新栄養素のはたらき（図１）

年ぐらいの間にサプリメント（栄養補助食品）が飲み始められるようになった。

アメリカでは、１９９４年に栄養補助食品健康教育法（ＤＳＨＥＡ）というサプリメントに関する法律が成立したことで、サプリメントの効きめにかんする情報を商品のラベルに明示できるようになった。加えて、医者に頼らず、自分の健康はみずから獲得しようとする意識が強いアメリカの国民性と、１回の診療にかかる費用が日本より5倍から10倍も高額なため、治療より予防に重点が置かれたことも相乗的に作用して、アメリカはサプリメント大国になった。実に国民の約40％がサプリメントを日常的に利用している。この結果、１９９８年度のアメリカでのサプリメントの総売上は約３兆４０００億円に達した。しかも、アメリカのサプリメント市場は毎年、平均20％の高度成長をつづけている。

アメリカに遅れること約10年。わが国でもサプリメントブームがやってきた。薬局やコンビニには、ビタミン剤、アミノ酸、痩《や》せる効果をうたったもの、美肌、強壮《きょうそう》など、さまざまなサプリメントが所狭しと並んでいる。2001年のわが国のサプリメント市場は約9870億円であるが、毎年、数百億円の伸びがつづいている。

では、わが国ではどれくらいの人がサプリメントを利用しているのか。厚生労働省は「2001年国民栄養調査」で、女性の23％、男性の17％がサプリメントを利用していることを報告している。

すなわち、わが国では男性の6人に1人、女性の4人に1人がサプリメントを常用している。これは私見だが、女性では不規則な生活をしている働く女性たちが多いのではないだろうか。しかも、摂取している男女のほぼ6割が「ほぼ毎日飲んでいる」と答えていることから、わが国でもサプリメントが日常的な栄養源になっていることがわかる。

栄養の役に立たないとされ、長年にわたって軽視されてきたファイバー（食物繊維）は、今では、わたしたちの健康を守るためにはたらく重要な栄養素として認められている。またビタミンやミネラルなどのサプリメントは、単に欠乏症から脱却することを目的とした使われ方から、健康増進や生活改善を目的とした積極的な使用法へと広がりをみせている。

たとえば、かつてビタミンCのサプリメントはもっぱら壊血病《かいけつびょう》を防ぐために利用されたが、今では、肌を美しく白くする効果や体内で発生する有毒な酸素である活性酸素を除去し、がんの発生を抑える目的でも利用されている。

健康増進に役立つ、新らしい栄養素が食物中から発見されたり、これまで知られていた栄養素に新らしいはたらきが発見されている。三大栄養素以外にわたしたちがなにをどのように食べれば、健康を獲得し維持し増進できるのかが明らかになってきた。

とりわけ、ダイエット効果、老化とがんを防ぐ効果、肥満と糖尿病を防ぐ効果、頭をよくする効果、ストレス解消、気分向上の効果などを持った新しい栄養素がどんどん発見されている。

たとえば、ビタミン、ミネラル、ファイバー（食物繊維）に限らず、アミノ酸、高麗人参、ニンニク、メラトニン、バレリアン、カバ、ドコサヘキサエン酸（DHA）、エイコサペンタエン酸（EPA）、セントジョーンズワート、イチョウ葉エキスに含ま

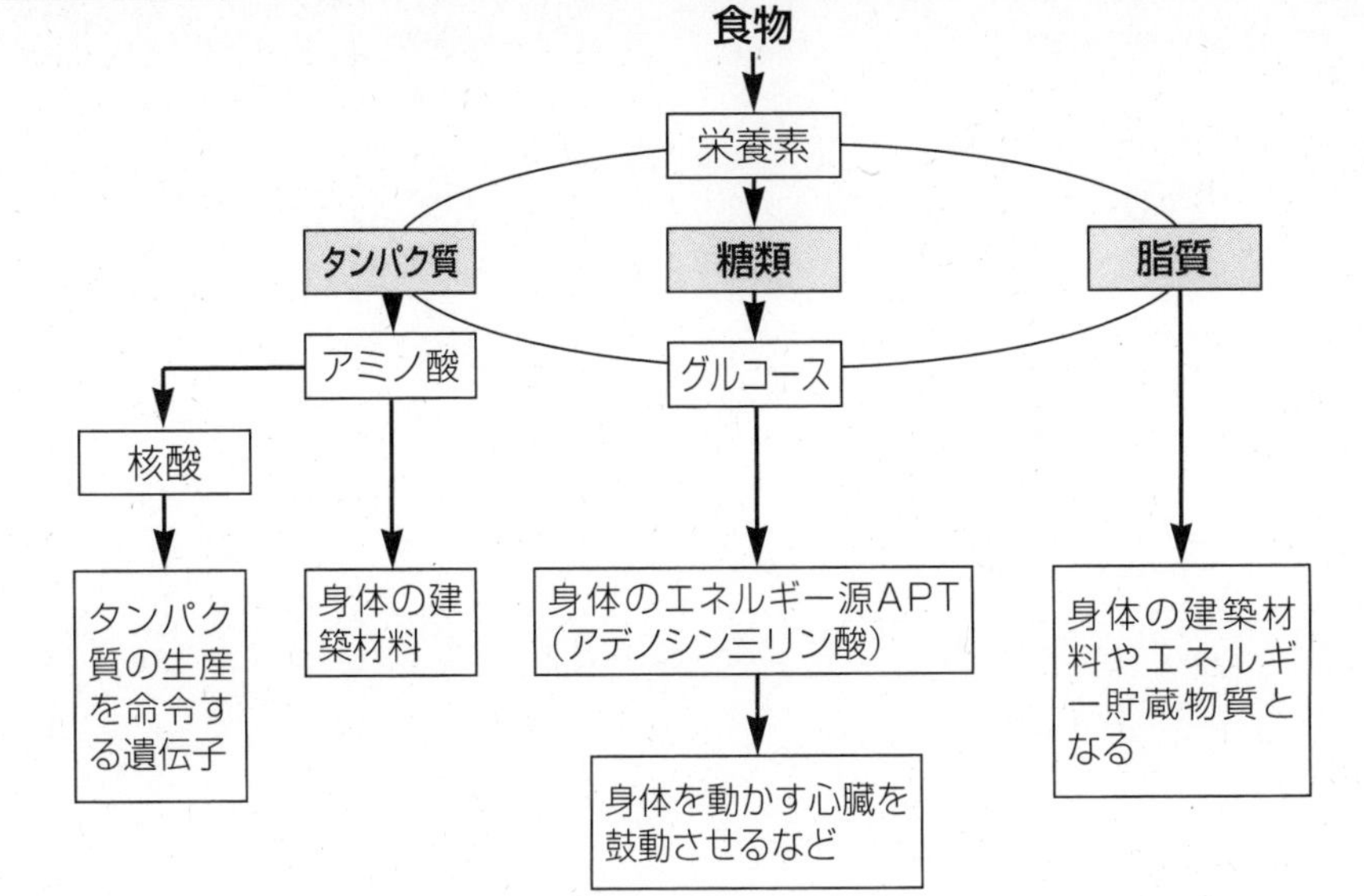

タンパク質、糖類、脂肪の人体での役割（図2）

れるギンコライドなどで、その効果は生物医学的にも実証されている。さらに動物実験などによってキノコ類ががんの転移を抑制する効果を持っていることや、ファイバー（食物繊維）が大腸がんを予防することが報告されている。

三大栄養素、副栄養素、新栄養素のはたらきをスケッチした。（P69図1）

三大栄養素は食事から摂取し、副栄養素は食事を中心にサプリメントからも摂取する。そして新栄養素はサプリメントから摂取するのが便利である。摂取する際の優先順位は、まずは三大栄養素、次が副栄養素、そして新栄養素とつづく。サプリメントは主食ではなく、あくまでも「栄養補助食品」である。まず主食から摂取される栄養素が人体でどんなはたらきをしているかを見ていこう。

人体は約60兆個もの細胞の集まりであるから、心身の健康を獲得し維持するには、細胞レベルで健やかになることが肝心だ。細胞を健やかにするには、どんな栄養素をとればいいのか。水分を取り除いた細胞の成分は、たんぱく質70％、脂肪12％、核酸《かくさん》7

%、糖類5%であるから、これら4つの栄養素を食物からとればよい。だが、核酸はたんぱく質の部品であるアミノ酸からつくられるから、日頃、わたしたちが摂取しなければならないおもな栄養素は、たんぱく質、脂肪、糖類の三大栄養素である。三大栄養素は、脳や身体の建築材料とエネルギー源になっているため、どれが不足しても細胞は健やかさを維持できない。そこで、三者は互いに融通しあうことで、特定の栄養素の不足が起こらないようにしている。（P71図2）

たんぱく質は、皮膚、髪の毛、爪、筋肉、臓器、赤血球、酵素、抗体などの主成分である。抗体は、人体に侵入してきたウイルスやバクテリア（細菌）といった外敵を捕まえて無毒化する、人体の防衛軍。

脂肪はトリグリセリド（グリセリンに3個の脂肪酸がくっついたもの）であるが、室温で固体のものを「脂肪」といい、液体のものを「油」と呼んでいる。脂肪は柔らかい。この特徴を生かし、細胞、組織、臓器を包んで破損から守っている。スポーツ競技で激しく動いても、心臓や肺などの臓器がすこしも傷つかないでいられるのは、脂肪が衝撃をやわらげるクッションの役目をはたしているからだ。また、脂肪は万一の飢餓に備えて体内に蓄えられるエネルギー貯蔵物質でもある。

核酸には、DNA（デオキシリボ核酸）とRNA（リボ核酸）の2種類がある。DNAは、どんなたんぱく質をいつ、どれだけ、生産するかを指令する遺伝子である。一方、RNAは、遺伝子DNAのコピーである。核酸は、細胞とその集まりである人体にかけがえのない物質だが、たんぱく質の部品であるアミノ酸からつくられるため、食物からわざわざ摂取する必要はない。

糖類は、ブドウ糖（グルコース）が数千個から数万個もつながった物質の総称で、人体のおもなエネルギー源になっている。この他に、たんぱく質や脂肪にくっついている糖類も多い。

糖類の一つであるグリコーゲンは、ふだん肝臓に貯えられているが、必要に応じて酵素によって切断されてブドウ糖にもどる。このブドウ糖は、酸素といっしょに血液によって全身の組織に運ばれ、細胞が生きるのに利用されている。

細胞は、ブドウ糖を酸素で分解し、脳や身体のエネルギー源であるATP（アデノシン三リン酸）という物質を生産する。このATPを利用し、脳で考え、身体を動かして生きている。

わたしたちは牛肉を食べても牛にならない。また、いくらたんぱく質の豊富な食物を食べても、細胞のたんぱく質、脂肪、核酸、糖類の比率は変わらない。こういうことだ。食物から摂取された栄養素は、まず第一に体内でバラバラに分解され、つぎに、わたしたちの細胞の必要に応じて、ふたたび、つくられているのだ。食物を迅速《じんそく》に分解し、必要に応じてふたたび、合成する。この仕事を生体触媒として実行するのが、「酵素《こうそ》」というたんぱく質である。

わたしたちが、しゃぶしゃぶ、牛丼、焼肉を食べてもウシやブタにならないのは、摂取された牛のたんぱく質が酵素によってアミノ酸にまで分解されて、つぎに、別酵素によって、わたしたちに必要な細胞や筋肉のたんぱく質が合成されるからだ。わたしたちが牛肉を食べても牛にならないのは、多くの酵素の活躍するおかげなのである。人体にはこれまでに2200種類の酵素が確認されている。

ビタミンとミネラルは酵素のはたらきを助ける

酵素には単独ではたらくものもあるが、協力者の助けを必要とするものも多い。この協力者のことを補因子《ほいんし》という。補因子を必要とする酵素では、たんぱく質部分をアポ酵素という。アポ酵素は化学反応を進めることができないから、酵素としては無能であるが、補因子とくっつくやいなや有能になる。

このようにして有能になったものをホロ酵素という。補因子には補酵素とミネラルがある。この補酵素はビタミンからつくられるため、ビタミンなしで人間は生きられない。しかもビタミンは人体では生産されないから、物としてとらねばならない。もし必要なビタミンをとらねばビタミン欠乏症になり、さまざまな症状が現れる。たとえばビタミンCが不足すると壊血病になり、ビタミンB_{12}が不足すると悪性貧血に苦しむ。また、補因子としてミネラルがあってはじめて正常にはたらく酵素も多い。たとえば、アルコールを代謝するアルコールデヒドロゲナーゼの活躍には亜鉛、細胞のミトコンドリアという器官でATPを生産する非ヘム鉄たんぱく質には鉄、活性酸素を分解するグルタチオンペルオキシダーゼにはセレンが欠かせない。

生体の化学反応である代謝を進める主役が酵素であるが、酵素がはたらくには、ビタミンやミネラルが補因子としてどうしても必要なのである。だから、もしビタミンやミネラルが不足すれば、いくら三大栄養素の豊富な食事をしても栄養素が身体の役に立たないから、病気になってしまう。ビタミン、ミネラル、ファイバーなど必須の栄養素の欠乏を補うために、サプリメントを活用するのは効果的である。

脳のはたらきを高める、あるいは、やる気を出すにはどんな食事をとればいいのか。（P75図3）いずれの場合も、脳の興奮を食事によって高めれば解決する。脳のしくみを車にたとえれば、ブレーキとアクセルをうまく操作することによって車のスピードが調節されるように、「脳を興奮させる伝達物質」と「脳を抑制する伝達物質」とのバランスによって、脳の興奮状態が適度に保たれている。たとえば、車のエンジンを全開しつづければオーバーヒートするように、脳の興奮が過度になれば不安や不快感や恐怖を覚える。逆に、エンジンの吹き上がりが悪いと車が思うように動かないように、脳の興奮が不足すれば、気分が落ち込む。それが長引けば、うつ病にもなりかねない。要は、脳の興奮状態を適正にするために、伝達物質をバランスよく保たなければならない。

車のガソリンに相当するのが、ブドウ糖だ。そして車のエンジンに相当するのが、神経細胞の内部にあるミトコンドリアという器官である。ミトコンドリアではブドウ糖を酸素と結合させて、燃焼することで、生体のエネルギー通貨であるATP（アデノシン三リン酸）を生産している。脳内で消費される莫大なエネルギーは、ATPという通貨で支払われているのである。

脳を興奮させる伝達物質には、ノルアドレナリン、

●記憶力を高める食事

記憶力を高めるには、脳内のアセチルコリンレベルを上げることです。それにはアセチルコリンレベルの原料になるホスファチジルコリン（レシチン）を多く含む鶏卵や大豆食品（納豆、醤油、豆腐）などを摂るといいのです。

メニュー	主な食材と有効成分	効果
豆腐とニラのトマトスープ	木綿豆腐（ホスファチジルコリン）、ニラ（硫化アリル）、トマト（リコペン）	豆腐や枝豆に含まれるホスファチジルコリンが脳を流動的にすることで伝達物質の働きを助け、アセチルコリン、ノンアドレナリン、ドーパミンなどを受容体がキャッチしやすくして脳の性能を高めます。
豆腐オムレツ	鶏卵（ビタミンB1／アセチルコリン）、豆腐（ホスファチジルコリン）、タマネギ（硫化アリル）	
豆腐ハンバーグ	豆腐（ホスファチジルコリン）、豚挽肉（ビタミンB1）タマネギ（硫化アリル）、（ビタミンB1、アセチルコリン）	

●ボケを予防する食事

飽和脂肪酸（バター、マーガリン、チーズ）の摂取を減らす。ベニバナ油、ヒマワリ油、コーン油などのオメガ6の油の摂取を減らし、オメガ3を多く含む魚介類、スジコ、マグロ脂身、マダイ、イワシ、サンマ、サバをたくさん食べるようにしましょう。

メニュー	主な食材と有効成分	効果
なめろう	イワシ、サバ、マダイ（オメガ3／アミノ酸）、味噌（ナトリウム）、長ネギ（硫化アリル）	ボケの原因となる肥満を防ぎ、効果的にオメガ3を摂取するための食事の組み合せに気を付けると同時に、アセチルコリンベルを上げるように心がける。
イワシのつみれの潮汁	ハマグリ、イワシ、（オメガ3／アミノ酸）、ショウガ（ショウガオール）	
鯛の昆布シメ	マダイ（オメガ3／アミノ酸）、昆布（カルシウム）	

脳を快適に運転する食事（図３）

ドーパミン、セロトニンの3種類がある。

①**ドーパミン**＝いい気分にする「快感物質」で、ストレス状態に置かれていても、喜びがあるので、忍耐する力を与えてくれる。しかし、これが不足すると、買い物をしても、成果が出ても、喜びを感じられない状態になる。たとえ少額でも買い物をしないと落ち着かない、買い物依存症は、ドーパミンの放出量が少なすぎるか、あるいは、十分な量のドーパミンが放出されたとしても、耐性《たいせい》ができてしまい、効きめが低下した状態と考えられる。

②**ノルアドレナリン**＝脳をスッキリ目ざめさせ、集中力、やる気、性欲を高める「覚醒物質」。

③**セロトニン**＝脳を興奮させる伝達物質ではあるが、前二者とは作用がやや異なり、落ち込んだ心を励ますと同時に感情の爆発を抑えながら心を穏やかにする「感情物質」。これが不足すると、心の平安は乱れ、睡眠障害が起こり、不幸を感じ、みじめな気持ちになる。この状態が1か月以上つづけば、うつ病とされる。また、セロトニンが不足すると、犯罪に走ったり、キレる性格になりやすい。

どの伝達物質も脳内でつくられるので、これらの原料になる食事をしっかり摂取することが、脳を適度に興奮させることになる。その原料とは、チロシンとトリプトファンという2種類のアミノ酸である。チロシンをしっかりとるには肉類（トリ、ウシ、ヒツジ）、タケノコ、牛乳、卵黄、ピーナッツ、アーモンド、バナナを食べるとよい。トリプトファンを多く含む食品は前述したチロシンを多く含む食品に加えて大豆、ノリ、ゴマ、カツオ、マグロ、チーズ。

さらに、脳を「興奮」させる伝達物質をつくるのに多くの酵素が、「触媒《しょくばい》」としてはたらいているが、これを助けるのが、ビタミンだ。チロシンからドーパミンがつくられるのに、ビタミンB_6。ドーパミンをノルアドレナリンに変えるのに、ビタミンC。ノルアドレナリンにメチル基をつけてアドレナリンに変換するのに、ビタミンB_{12}が必要。B_6は酵母、レバー、肉類、カツオ、カワハギ、マグロなどの魚類、大豆、アズキ、ソラマメなどのマメ類に、B_{12}は肉類と鶏卵、アンコウの肝、タラコ、アサリ、カキなどの魚介類、乳製品に豊富だ。そしてビタミンCは、

マルチビタミン（成分名）	成人の1日の摂取量
ビタミンA（レチノールから）	1.5mg（5000IU）
ビタミンA（βカロチンから）	3～15mg（5000～25000IU）
ビタミンD	2.5～10μg（100～400IU）
ビタミンE（トリフェロール）	100～800mg（100～800IU）
ビタミンK	60～300μg
ビタミンC（アスコルビン酸）	100～1000mg
ビタミンB1（チアミン）	10～100mg
ビタミンB2（リボフラビン）	10～50mg
ナイアシン	10～100mg
ビタミンB6（ピリドキサル）	25～100mg
ビオチン	100～300mg
パントテン酸	25～100mg
葉酸	400μg
ビタミンB12	400μg
コリン	10～100mg
イノシトール	10～100mg

●子どもを産む予定の女性はレチノールを750μgを越えて摂取してはいけない。
●ビタミンEを別途にとるほうがマルチビタミンでとるより安価。
●ビタミンCを別途にとるほうがマルチビタミンでとるより容易。

マルチミネラル（成分名）	成人の1日の摂取量
ホウ素（B）	1～6mg
カルシウム（Ca）	250～1250mg
クロム（Cr）	200～400μg
銅（Cu）	1～2mg
ヨウ素（I）	50～150μg
鉄（Fe）	15～30mg
マグネシウム（Mg）	250～500mg
マンガン（Mn）	10～15mg
モリブデン（Mo）	10～25μg
カリウム（K）	200～500mg
セレン（Se）	100～200μg
ケイ素（Si）	1～25mg
バナジウム（V）	50～100μg
亜鉛（Zn）	15～45mg

心身の健康を維持するためのマルチビタミンとマルチミネラルの1日の摂取量（図4）

ミカン、グレープフルーツ、キンカンなどの柑橘《かんきつ》類、グアバ、トマト、緑黄色野菜に多く含まれる。

毎日、わたしたちが食べる食物が脳と身体をつくっている。最近では、食品が高度に加工されるようになったため、食材中からビタミンとミネラルが取り除かれているのでそれを食べれば、当然、ビタミンとミネラルが不足してしまう。たとえば、白米を食べることで、ファイバー不足、ビタミンB_1不足が発生する。現代では、食事に特別の注意を払わなければ、知らず知らずのうちに、栄養素不足に陥《おちい》りがちなのである。この不足を補うのが、サプリメントの第一の目的だ。実用的なサプリメントの摂りかたをぜひ知っていただきたい。というのも、薬局、コンビニ、スーパーなどに行き、1種類の栄養素の入ったサプリメントをたくさん購入してしまうようなことをしてほしくないからである。

わたしは、栄養の基礎をしっかり築くために、つぎのサプリメントを基本的に服用することを勧める。

●マルチビタミンとマルチミネラル（P77図4）

マルチビタミンとマルチミネラルのサプリメントを摂ることで、三大栄養素の合成と分解（これを代謝という）を円滑に進める酵素を十分にはたらかせることができる。現在、健康な人も、マルチビタミンとマルチミネラルのサプリメントを欠乏症をさけるための「保険」として利用するのがよい。

●抗酸化剤

活性酸素は、DNAや細胞膜にダメージを与えることで、がん、心臓病、脳卒中などの生活習慣病の引き金になっている。わたしたちの美容と健康にとって最大の脅威《きょうい》である。この活性酸素を捕らえ分解するのが、抗酸化剤である。抗酸化剤は、DNAや細胞膜のダメージを防ぐことで、わたしたちを生活習慣病から守ってくれている。サプリメントとして入手できる抗酸化剤には、ビタミンA、C、Eやβ《ベータ》カロチン、ミネラルのセレン、亜鉛などがある。しかも、抗酸化剤は老化にも抵抗すると考えられているから、積極的に摂取すべきである。

もしあなたがマルチビタミンとマルチミネラルを摂取しているならば、βカロチン、セレン、亜鉛はすでに補給されている。だから、抗酸化剤としてはビタミンCとEの補給を心がけるに違いない。この場合のビタミンCの1日の摂取量は、500～1500mg。ビタミンEは400～800mgである。

次に、食事とサプリメントによる疲労回復の効果を紹介しよう。

疲労は人体の消耗を知らせる警報機

疲れやすく仕事がはかどらない。胃の調子も今ひとつで、水分ばかりとるから胃の酸性度が弱まり、食欲がない。なんとなく身体がだるい。階段を昇る足が重い。仕事に集中できない。そんな感じを抱いている人は多い。

それでも自分にムチ打って栄養ドリンクを飲んで頑張る人たちがいる。これで一時的に疲れがとれはするものの、すぐにまた疲れた状態に戻ってしまう。

疲労には肉体的なものと精神的なものがある。肉体的な疲労は、激しいスポーツや肉体労働によるものだ。その症状は、肩がこる、目がちらつく、動作を誤るなどである。

精神的な疲労は、机にむかっての仕事やビジネス計画書の作成などによる脳の疲労である。その症状は、頭がぼんやりする、気が散って集中できない、人と話すのが面倒になる、イライラするなどだ。

わたしたちは、ある程度までは疲労を我慢できるが、それをつづけると、疲労が慢性化する。そして限界を超えると、倒れてしまう。また、疲労は、大きなミスや事故の引き金にもなる。

交通信号を無視したら事故が発生する。これと同じように、疲労は人体の消耗を知らせる警報機である。したがって疲労の症状が出たら、無視したり軽視することなく、栄養と休養をとるのがよい。

タマネギ、ニンニク、高麗人参の効果

タマネギとニンニクは古代からの疲労回復の特効食である。紀元前1600年ころ、エジプトではタマネギとニンニクがピラミッド造りの労働者たちに

スタミナを維持するための食料として配給されていた。この配給量が少ないことが原因となって暴動が発生したという。タマネギとニンニクのスタミナ効果はビタミンB_1に関係している。B_1は豚肉や牛肉に多く含まれているが、単独では吸収されにくく、しかも分解しやすいという弱点がある。B_1の体内への吸収を促進するのが硫化アリルという物質、これがタマネギ、ニンニク、長ネギに含まれるのである。

また、B_1は水溶性であるから、せっかく体内に吸収されても汗や尿といっしょに排泄されやすい。これを防ぐには、ニンニクといっしょに摂るとよい。これは、ニンニクの臭みの成分であるアリシンが体内でB_1と結合して、「アリチアミン」という脂溶性のB_1に変わるからである。アリナミンという商品は、アリチアミン製剤である。ニンニクが疲労回復に役立つのは、B_1の吸収・持続のほかに、独特のスパイスで食欲を高める効果があるからだ。あと一つ最近わかってきたことは、ニンニクを食べると、アドレナリンが放出されることである。アドレナリンが放出されると交感神経が興奮し、エネルギー生産を高めるため、元気が出てくるのである。

高麗人参《こうらいにんじん》は、倦怠感《けんたいかん》、疲労、食欲不振、冷え性の改善に大きな効果がある。高麗人参の成分であるサポニンが、末梢《まっしょう》血管を広げて血行をよくするばかりか、中枢神経を刺激して代謝を促進させるからである。だが、血圧の高い人には適さないから、注意。

最後に、私のおすすめのサプリメントと、生田家の食事メニューをご紹介する。皆さんの食生活の参考として役立てていただきたい。

●マルチビタミンとマルチミネラル（図4で推薦したもの）。

●ビタミンB群：8種類のB群が含まれた錠剤が発売されている。毎日、摂取するのではなく、必要に応じて摂る。この場合は1日に1粒を摂る。

●ニンニク：ニンニク油や無臭ニンニクが各社から販売されている。必要に応じて摂る。この場合、1日、400mg（4g）の新鮮なニンニクに相当するサプリメントを摂取。

●高麗人参：高麗人参は各社から販売されている。必要に応じて、1日2回摂取。

わが家の食事と
摂りたいサプリメント

●生田家の一日のメニュー

(朝食)
全粒ライムギパン２枚／アップルジュース（ビタミンKが豊富、ペクチンが腸を守る）／ヨーグルト（プレインまたは低脂肪）／スクランブルエッグ(ネギまたはニラが入っている)

(昼食)
納豆／海苔で包んだ玄米オニギリ２個／フルーツ（リンゴ、バナナ、パイナップルのうち１種類を選択)

(夕食)
玄米御飯（１ぜん）／サラダ（しそ、赤ピーマン、トマト、キューリ、レタス、パセリ、ゴマの葉、ミント）／魚(焼きサンマ、シメサバ、焼きシャケ、カツオなどのうちどれか１品)

・魚を食べない日にはステーキ（牛肉または羊肉)
日本酒（３００ミリリットル)
・牛肉は、脂肪分の少ないもので、霜降り肉は食べない。パセリにはクロロフィルが豊富に含まれ、抗アレルギー効果がある。
・ミントに含まれるメントールは、痛みの感覚を抑え、気道をリラックスさせ、病原菌を殺す効果がある。
・シソ、ゴマの葉、ミントは自家製なので新鮮なものが食べられる。
・シソは、野菜であると同時に、赤じそを乾燥した「ソヨウ」は日本薬局方に収載された医薬品である。
・シソやゴマの葉を食べると、心が平安になり幸せな気分になる。
・シソの精油成分が芳香を発し、幸福感を与える。また、シソの色素成分はアントシアニンで、猛毒の活性酸素を分解することで脳と身体を守る。
・羊肉には、ジンギスカンソース（ベルのたれが有名）がよくあう。羊肉にはミントソース（ハチミツ＋酢＋ハッカ）もよい。

●玄米御飯の作り方

玄米（１と３／４）カップ
餅米（１／４）カップ
①餅米（１／４）カップのなかにマメ、大麦を入れる。
②圧力釜でタイマーを30分にセットして炊く。
③餅米を入れる理由は、玄米だけで炊くと御飯がバラバラになるが、餅米を入れると、これを防ぐことができる。

●生田家のサプリメント

・肝油《かんゆ》（ビタミンＡ と魚油が豊富)、Ｂ群、Ｃ、*ビルベリー（緑内障に効く)、レシチン、錠剤のニンニク、錠剤の酢、マルチビタミン、カルシウム、錠剤の高麗人参。(これを朝と昼の２回に分けて飲む)

※ビルベリー……南ヨーロッパの山岳地帯の低木林、荒野、森林に多くみられるコケモモつじ科の植物。

あなたの疑問にお答えします

健康食品・サプリメントのウソ、ホント？

後藤典子

（NPO法人日本サプリメント協会代表理事）

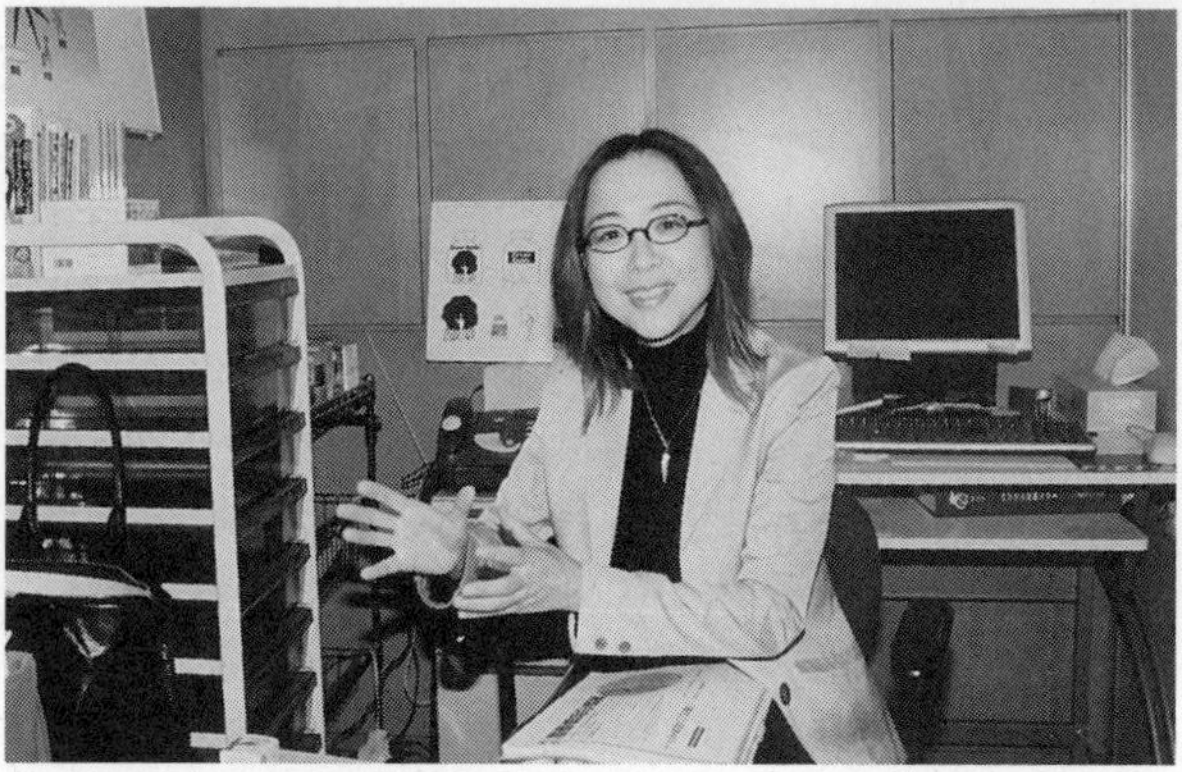

ごとうのりこ
同志社大学文学部卒業。ジャーナリストとして活動を行うなかでサプリメント情報の不透明さに疑問を抱く。信頼できる情報の収集と提供のためにNPO法人日本サプリメント協会を設立。公正中立な健康管理の啓発に努めている。講演活動も多数。

あくまでも消費者サイドに立ち、
医学的・科学的な視点で
サプリメント各製品の調査・研究を行う
NPO・日本サプリメント協会の理事であり
ジャーナリストである後藤典子さんは、
自分の体調不良をサプリメントによって
癒したという経験をおもちです。
後藤さんにサプリメントにまつわる
さまざまな問題、ウソ・ホントへの質問を、
消費者の視点から答えていただきました。

サプリメント・ビジネスについて

Q サプリメントに関しては、どんなトラブルがありますか？ サプリメントを摂る際に、気をつけるべきことは？

A 私たちの身近な存在となったサプリメントですが、商品や情報の氾濫のなかで、誤った知識を持ったまま利用されていたり、不安や疑問を抱えながら用いている利用者が多いのが現状です。実際に起きているさまざまな弊害を再確認し、問題がどこにあるかを知り、より上手な利用をしていく必要があります。

企業広告を鵜呑《うの》みにせず、マスメディアの断片的な情報に左右されず、確かな目を持って情報を見分け、ヘルス・リテラシー（判断能力）を向上させることで、自立的、あるいは自律的な健康管理にサプリメントを役立てていくことができるはずです。またサプリメントを考えることは、自分の人生設計やライフスタイルを見直すことにもつながります。

有用な加工食品としてのサプリメントのメリットを最大限に利用すべく、正しい知識と情報を得て、賢い生活者になることが求められているのです。

日本サプリメント協会には、サプリメントを飲んだら発疹が出た、突然経血量が多くなった、下痢をしたといった相談が寄せられています。

また、新聞などでは、がん患者さんがアガリクスやウコンを飲んで亡くなったという報道がされていますが、私たちはその報道を額面どおりには受けとっていません。というのは、サプリメントは食品であり、食品というものは現われた障害との因果関係が非常に証明しにくいものです。ですから、アガリクスやウコンを飲んだから亡くなったのか、その他の要因によるものなのかは非常に曖昧《あいまい》なのです。

一方で、薬はもともと毒ですから、薬害の方が数はとても多いのですが、健康食品に関するトラブルは、薬害よりクローズアップされる傾向があります。薬は国が認めた規格に従って、許可を受けた製薬会社が作っているから安全だ、健康食品は怪《あや》しくて危険だという認識がどこかにあるのではないでしょうか。

しかし、薬の方が危険だからこそ管理も厳しいのです。一般的に、食品の方が安全なので、薬のような規制がないわけです。ただ、サプリメントを飲む際に、商品の品質や飲み合わせ、自分の状態を理解せずに、あるいは、薬を飲んでいるのに勝手に飲んでしまったときに、何らかの障害が起こる可能性はあります。

たとえば、肝硬変《かんこうへん》や肝炎《かんえん》によって肝臓がクタクタになっているときは、血液の濾過《ろか》機能が弱っているわけですから、ウコンであろうが風邪薬であろうが、場合によっては肝臓に大きなダメージを与えることもあるかもしれません。

たまたまウコンを飲んだ人が死んでしまったからといって、即、健康食品は危険という言い方をするのは適切ではないと考えます。もっと利用者自身が、サプリメントについて、正しい知識を持つことが必要だと思います。

Q マスコミ報道で、薬よりサプリメントの事故がクローズアップされるのはなぜですか？

A 2004年4月、アガリクスを飲んでいたがん患者が死亡したという報道がありました。

ただ、アガリクスとの因果関係については、はっきりとはわかっていません。このようにサプリメントの事故が薬の事故よりクローズアップして伝えられる背景には、病気の予防にあまり熱心に力を入れない人たちの存在があるのではないでしょうか。

極端な話ですが、患者がいなくなると医師は困りますし、みんなが健康になって薬が売れなくなると製薬会社などは面白くありません。病気を治すためのすばらしい医療も薬も、裏を返せば患者あっての賜《たまもの》なのです。

たとえば、あるサプリメントや健康食品によって、肝機能が健康に保たれることがわかったとしたなら、それは喜ばしい反面、一部の人びとの無理解や批判といった攻撃を受けることもあるのです。

また危機感を煽《あお》る報道のなかで、マウスに投与したら危険だったというデータもよく使われるのですが、同じ量を人間に換算したら1日に1kg食べなければいけない、といったこともよくあります。

マスコミの報道やある種の専門家の発言には、必ずしもそのまま右往左往しないほうが賢明です。

Q サプリメント・ビジネスは、日本でも産業として根づいていくでしょうか?

A 私は、今の日本では、健康食品に怪しさを感じながら摂っている人がまだまだ多いため、サプリメントのブームが起きては消えるという市場になっていると感じています。ですから、今のままでは、まともなサプリメント・ビジネスは日本には根づかないと思っています。だからこそ、ユーザー自身がヘルス・リテラシー(健康に関する知識・教養)を上げ、ユーザーの視点をメーカーに伝えることが大切なのです。

ユーザー自身に知識がなく、メーカーの宣伝を見たり、医者にすすめられて買うという受け身的な、他力本願な使い方では、ユーザー視点の良い商品は流通しないでしょう。メーカーの儲《もう》けに立った、あるいは医師が儲かる商品だけが流通する市場が温存されるのは、決して私たちのメリットにはなりません。

Q アメリカでサプリメントが定着したのにはどんな事情があるのでしょうか?

A アメリカと日本では、まず根本的に食事の内容が違います。もともと日本食には発酵食、穀類、地の野菜の煮物、味噌汁や魚が取り入れられ、非常にバランスのとれた食事内容になっています。一方、アメリカでは、肉、バターをたくさん摂りますから、ビタミンやミネラルといった必須微量栄養素が足りない食事内容になっています。

アメリカの人たちはそれを理解しているため、普段の食事だけでは栄養は足りない、ビタミンやミネラルは、食事習慣として、補完しなければならないものという意識がありました。ですから、食卓には、アスコルビン酸、ミネラル、カルシウムがあり、栄養補充の手段として、サプリメントが位置づけられていました。

ただ、アメリカは貧富の格差が大きい社会ですから、ビタミンは摂りたいけれど、1カ月1000円しか出せないという人もいれば、10万円出してもよいものを摂ろうという人もいて、品質にも大きな幅があります。

また、アメリカには健康保険制度がないため、病気をしたら大変なお金がかかってしまいます。そのため普段から健康管理しておく、というセルフ・メディケーション（治療）が国民的に根付いているともいえます。

サプリメントの効果について

Q 日本でもサプリメントは健康管理のために必要なのでしょうか？

A もともと日本の食事は栄養のバランスがよく、たんぱく質が少ないという傾向はあったとしても、必須微量栄養素が足りないということはありませんでした。

しかし、太平洋戦争で敗けたのは、アメリカの方が食事がよかったからだ、とばかりに、戦後、アメリカの食糧戦略もあって、日本人の食生活が一気に洋食化しました。

魚が肉になり、味噌汁がスープになるというように、高カロリー、高脂肪食になって、日本人は生活習慣病への道を歩んできたわけです。自分の体を自分で管理しなければならないという意識がもともと希薄だったため、生活習慣病になってから気付いて病院のお世話になり、一生薬から離れられないというような状況になってしまいました。

ファストフードやコンビニ食がこれだけ出まわっていますし、農業の効率化等で野菜に含まれている必須微量栄養素も少なくなってきています。

かつての食環境を取り戻せない以上、日本でもサプリメントは必要だといえます。

Q 日本でのサプリメントの使われ方と、世代による違いはあるのですか？

A 日本でも医療費の自己負担額が、1割から3割へ、そのうちに5割になるともいわれます。医療にお金がかかるなら、病気をしない方がいいと考えるようになった人たちが、自分の体に目を向け始めています。

また、アトピーや膠原病《こうげんびょう》のように、医師が病名はつけてくれるけど、治し方が分からない、いつまで薬を飲みつづければいいのかわからない、という病気が増えてきています。

そんな中で、サプリメントの需要が二極化している、ということがいえます。

中高年で、体になんらかの不調を感じる世代にとっては、自己管理や病気の予防が、サプリメントの入口になります。

反対に若い人たちは、ハンバーガーを食べて栄養バランスがめちゃくちゃでも、ダイエットをして体が骨粗しょう症になっても、生理が止まっても、自分は健康だと思っているんです。

だから健康補助食品としてのサプリメントには興味はないのですが、痩《や》せられるらしい、胸が大きくなるらしい、お肌が綺麗《きれい》になるらしいという効果、効能が耳に入ってくるとサプリメントに飛びつきます。

Q 痩せられる、肌がきれいになるといった効果を期待して、食生活をないがしろにしたままサプリメントを摂るというのは、本来のサプリメントの摂り方とは異なっているということですか？

A ダイエットをするにあたって、ご飯を食べないと栄養不足になるというくらいのことは、彼ら彼女らも理解できるわけです。それをサプリメントで補えばいい、サプリメントを摂ったらご飯を食べなくていい、という間違った摂り方をしている人が多いですね。

1カ月で5キロ痩《や》せる、1カ月でバストがBカップからDカップになるというような広告に誘導されて飲んでいます。これは、健康維持のために必要な栄養を補完するためのサプリメントの摂り方とは、目的がまったく別です。

Q　サプリメントを健康食品として位置づけているのは、中高年が中心ですか?

A　腰が痛い、肩が凝る、どうも元気が出ない、慢性で疲労を感じる、物忘れが激しいといった自覚症状が出てくると、やはり老後の不安が出てくるのでしょう。

今まで健康食品にはあまり関心のなかった方も、薬局やコンビニエンスストアで数多くのサプリメントを目にするうちに、病気の予防として、栄養の補完として役立つ物だと理解するようになっています。

もちろん、年輩の方もきれいでいたいという思いはありますから、アンチエイジング（老化防止・抗加齢）という言葉が流行るのですが、同時に健康を維持したい、病気になりたくないという意識が非常に強いので、不調を改善したり、がんにならないための対策として健康食品を摂る方が増えています。

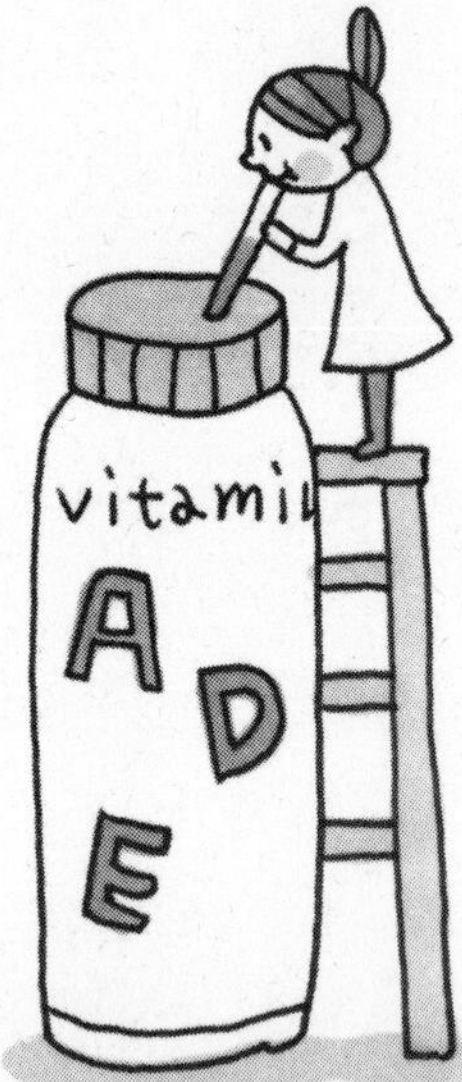

サプリメントの社会的認知度について

Q 厚生労働省が定める医薬品とサプリメントとの違いは何でしょうか？

A 現在、厚生労働省は、サプリメントについての定義をしていません。医薬品、医薬部外品以外の口に入る物は、大根からビタミンやハーブまですべて「食品」というくくり方をしています。

1991年に、「食生活において特定の保健の目的で摂取をする者に対し、その摂取により当該保健の目的が期待できる旨の表示をする食品」である特定保健用食品と、2001年に「特定の栄養成分を含むものとして厚生労働大臣が定める基準に従い当該栄養成分の機能の表示をするもの」である栄養機能食品の2つをカテゴライズ（種類分け）しました。これが厚労省が認める健康食品です。

健康食品というのはなんだか怪しいと思うけれど、完全に否定しないで取り入れてみたいという気持ちが多分にあるというのが、日本での一般的な受けとめ方でしょう。というのも、サプリメントに関しては、その製品が適切、適正な価格であるか、表示している原材料、成分が本当に含まれているかどうか、残留農薬や重金属などの有害物質が除去されていて安全かどうか、そもそも自分にとって必要かどうか、そういったことがユーザー側から判断できる材料、情報が示されていないのです。

一方で、ユーザーの混乱を招いている一つの要因は、薬事法や健康増進法といった法律の縛《しば》りがあることです。厚生労働省は、サプリメントについては、効能や薬と見まがうような表示を書いてはいけないと、法律による縛りをかけています。

そのために、ユーザーは成分表示を読んでも、何に効果が期待できるのかがわからない。だからよけいに、メーカーが出してくる違法行為スレスレの広告や、マルチ商法などの訪問販売員の話からしか、情報を得られなくなってしまうのです。利用者は、内容や成分についての正しい知識が、ますます必要とされる時代です。

Q 日本サプリメント協会では、商品の判断基準をもうけていますか？

A 「信頼基準考察会議」による判断基準をもっています。

当会議のメンバー15人のなかには、西洋医、漢方や農学の専門家、法律関係者、薬剤師もいますし、私も参加しています。

判断基準作成にあたっては、メーカーから原料や製造に関するデータや、安全性に関するデータ、臨床データや論文などを出してもらい、機能性や安全性をチェックしています。

製造工場を開示してもらったり、原材料をどこからどう入れているといったトレーサビリティ（追跡の可能性）ができているかどうかも確かめます。

ただし、それらの情報すべてを一般公開しているわけではありません。成分内容を公開すると真似をされてしまう可能性があるからです。

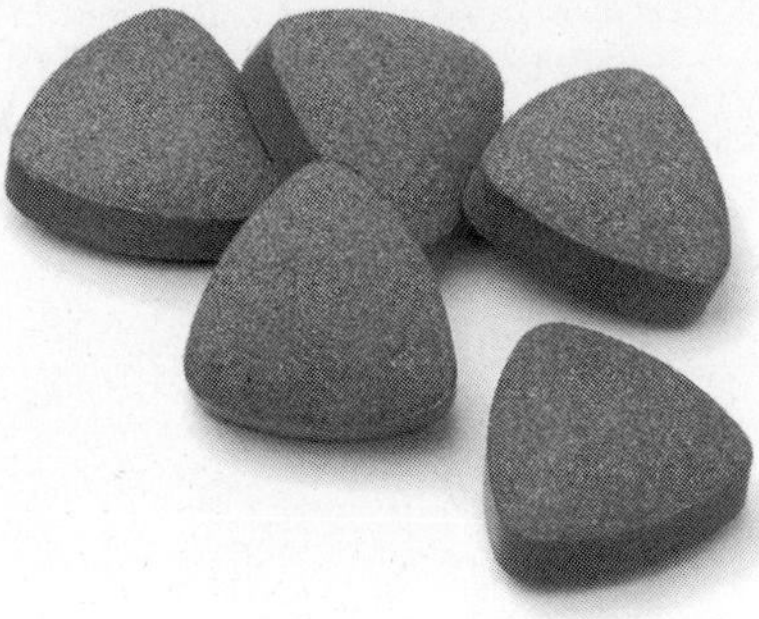

サプリメントと自然食について

Q サプリメントは人工的なものというイメージがありますが？

A 私たちは、50年前のような健康な野菜を手に入れるのは難しい時代に生きています。

農薬や化学肥料の影響、また畜産では成長促進剤などの影響で、栄養的に貧弱で安全性の疑問が残る野菜や肉が市場に出ていきます。流通経路もどんどん伸びて、中国やオーストラリアから、何日もかかって届いた野菜が店に並べられています。

買った後も、冷蔵庫という便利な道具があるために、野菜室に1週間も放置していると、こうした時間の経過とともにどんどん栄養価は落ちていきます。

今の環境のなかで、今手に入る食材を食べながら何ができるのでしょうか。このまま体を弱らせてしまいたくないから、サプリメントを摂る必要が出てきたのです。

ただしサプリメントを摂ると同時に、農業や環境を改善することを同時に行う必要があると私は考えています。サプリメントは人工的なもので有機農業やスローライフとは相容れないものではなく、ともに健康を維持し、私たちを取り巻く環境を改善する手段だと考えることはできないでしょうか。

Q サプリメントの理想的な摂取方法は？

A 本当に品質のよいサプリメントを摂ることです。野菜を食べるにしても有機栽培で作った野菜と、化学肥料で育てた農薬まみれの野菜では、品質が違います。有機栽培の野菜を食べようという人は、品質のよいサプリメントを見分け、選んでほしいのです。それと同じ意識でサプリメントを選ぶ、そのことによって、ふだんの食事内容や暮らし方、あるいは食を支えている農業や畜産、水産など自分をとりまく環境への関心をもってもらえると考えています。

Q 自然食に関心のある人はサプリメントにはあまり関心がないようですが？

A 私たちの体を作っている細胞は食によって作られ、生まれ変わっている、という意識を持てば、自ずと口に入れる物の質を意識するのではないでしょうか。

口に入れる食べものに関してもう納得している、健康も維持できて、今の状態に満足しているのであればサプリメントは必要ないでしょう。ただ、もしサプリメントを摂るのだとしたら、野菜や肉や卵を選ぶように、質のよいサプリメントを選んでいただきたいです。

Q 後藤さんはどんなサプリメントを摂っていますか？

A 朝晩、マルチビタミン・ミネラルは必ず摂っています。また、腸内環境は大切なので、乳酸菌も摂るようにしています。それらに加えて、私は立場上、いろいろなものを試す機会があって摂っていますが、割合長く続けているのが、女性ホルモンの助けになる大豆イソフラボンです。これは、更年期に向けて体調を整えておくためです。ほかには、コエンザイムQ10や、時々頭痛があるので、血流をよくするためにビタミンEなどの脂溶性のビタミンを加えることもあります。

また、私は仕事柄、長時間の書き仕事、寝る時間は不規則、徹夜も時々ある状況で、ひどい肩凝《かたこ》りに悩まされていました。そのためよくマッサージに通っていたのですが、すぐにぶり返してしまう。これは職業病だと諦《あきら》めていました。

ところが、2001年にサプリメントに関する本を作っている最中のことです。睡眠時間が3時間の日が続いたら、やはり肩がガチガチになってしまいました。そこで本づくりのなかでいろいろなサプリメントの情報を得て、摂り始めたのがマルチビタミン・ミネラルとBコンプレックス、Cコンプレックスと乳酸菌でした。

すると、無理を続けているのに肩凝りがなくなったのです。2カ月たって行きつけのマッサージの先生から電話があって、「どうしたの？ 来ないじゃない」といわれたんです。まったく肩凝りがなくなって、元気になっていました。

私は、不規則ながらもそれなりの食事をしているから栄養は足りていると思っていたのですが、外食が多かったため、外で食べる野菜からはほとんど必須微量栄養素が摂《と》れていなかったのでしょう。肩凝りや頭痛や倦怠感《けんたいかん》が、必須微量栄養素不足によるものだと、身体にあらわれた結果によって原因がわかったのです。以来、私は欠かさず栄養素のサプリメントを摂るようになりました。あれからもう3年が経ちますが、マッサージには行かなくてすんでいます。

（取材／高橋利直　文／清水直子）

特集

知っておきたい基礎知識

●サプリメント ●健康食品

―どのテーマから読んでも役に立つ！―

参考文献
佐藤務著『サプリメント処方箋』（講談社刊）『医者がすすめるサプリメント』（ＰＨＰ研究所刊）『医者がすすめるビタミン外来』（ビジネス社刊）『サプリメント・マニュアル』（光文社刊）。生田哲著『脳がめざめる食事』（文芸春秋刊）『知らないと危ない！サプリメントの利用法と落とし穴』（講談社刊）『「ビタミン伝説」の真実』（祥伝社刊）。日本サプリメント協会著『サプリメント健康バイブル』（小学館刊）。瀬川至朗著『健康食品ノート』（岩波書店刊）。光岡知足著『健康長寿のための食生活』（岩波書店刊）。江頭紀子・守屋美和著『気になる数字で読む、日本人の食生活』（生活情報センター刊）。週刊朝日編『予防医学の権威がすすめる健康食事典』（朝日新聞社刊）。旭丘光志著『症状・病状別　食べて治す機能性食品』（光文社刊）。日経ヘルス編『サプリメント事典』（日経ＢＰ社刊）。

（特集ページのイラスト　今井久恵）

サプリメント入門

「サプリメント」って何？ よくわかるサプリメント講座

監修・後藤典子
（NPO法人日本サプリメント協会代表理事）

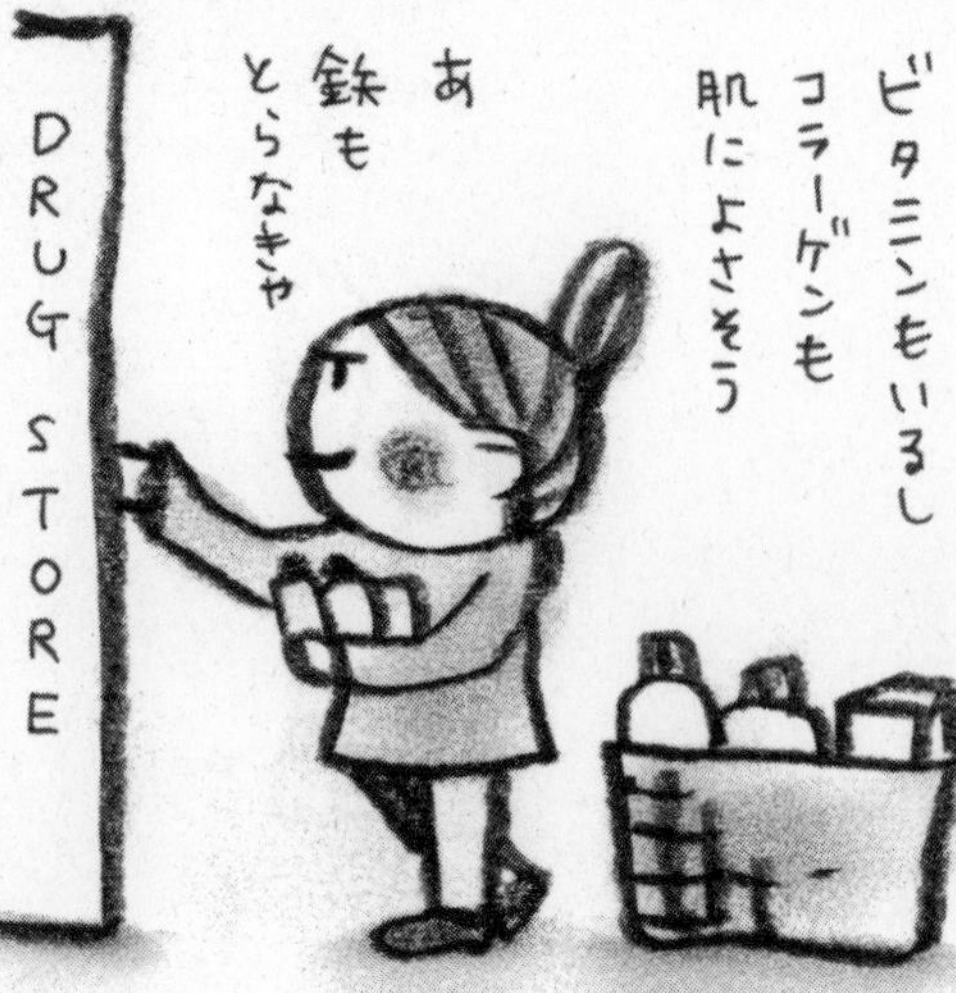
ビタミンもいるし
コラーゲンも
肌によさそう
あ
鉄も
とらなきゃ
DRUG STORE

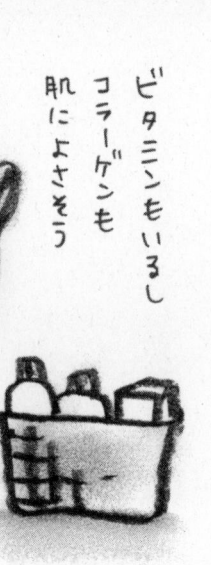

サプリメント理解へのおさらいです。大切なポイントを17項目並べました。なるほど、納得の情報ばかり。いかがですか？次のテーマで、更に理解を深めてゆきましょう。

1 「サプリメント」の意味は？

日本でいう「サプリメント」という言葉は、アメリカの「ダイエタリー・サプリメント」を略した、いわゆる「栄養補助食品」とか「健康補助食品」といわれるものを指します。つまり、日常の食事で不足する栄養分を補うもの、という意味です。

アメリカで1994年に定められた法律では、「ハーブ、ビタミン、ミネラル、アミノ酸等の栄養素を1種類以上含む栄養補給のための製品」となっています。形状は、錠剤、カプセル、粉末、液状など通常の食べ物の形以外のものとされています。日本ではこの定義はあいまいです。

2 サプリメントと医薬品の違い

日本の法律では、人が口から摂取するものは「食品」か「医薬品」のどちらかしかありません。従って、医薬品に相当しないものはすべて「食品」です。サプリメントは食品ですから「……に効く」「……予防に」と一切言ってはならないのです。食品であるサプリメントは承認などの手続きは必要なく、誰にでも販売が可能、従って信頼性の問題があります。

3 サプリメントと医薬品の作用

薬は身体にとって異物。サプリメントは基本的には栄養素、元来、身体に存在している構成成分です。従って、薬の役割は病気になってからの治療であるのに対し、サプリメントの役割は、健康を維持・増進し、病気にならない体を作ること、ととらえることができます。血液循環の活性化、代謝システムの正常化維持などの、人にもともと備わっている自然治癒力をサポートする働きをするのがサプリメントといえるでしょう。

但し、中には成分、効果、目的に薬と同じ性質のものもありますので、注意が必要です。

4 食べ物の3つの機能とサプリメント

一次機能はエネルギー源としての「栄養補給」の役目。二次機能は味や食感を楽しむ「おいしさ」。三次機能は食べ物に含まれる栄養成分が免疫機能を高めるなど「体調調節」の役目を果たす機能です。つまり、三次機能は食べ物の「薬理作用」とも言えます。民間療法、伝統療法などにも古来からの知恵として受け継がれています。

5 「特定保健用食品」（通称：トクホ）とは？

「トクホ」とは、厚生労働省がある健康表示を付けることを許可した食品のこと。通常、健康食品やサプリメントに厳しく規制している「健康への有用性」を表示することができるものです。日本人を被験者としたヒト臨床試験を含む厳しい審査が行われ、科学的に有用性が証明された場合にのみ認められます。但し、「食品そのもの」への許可でなく、「食品の表示」に関する許可制度を意味しています。

6 「トクホ」商品の情報開示

1991年にスタートした「トクホ」制度は、2001

年4月から始まった「保健機能食品制度」により、錠剤やカプセルなどの形状もOKとなりました。しかし、消費者への情報開示はほとんどされていません。また、「トクホ」は一度許可されると、表示は無期限に有効です。きちんと情報開示されるよう、ウォッチしてゆくべきでしょう。

「おなかの調子を整える食品」「血圧が高めの方の食品」など2004年11月現在、460品目の食品につけられています。

7 栄養機能食品は規格基準型

国が定めた「保健機能食品制度」の枠の中で、「トクホ」同様、法的に認知されているものに「栄養機能食品」があります。これは、1日の栄養素の摂取量が国が決めた基準値内にあれば、審査を受けずに製品に付けることができる〝肩書き〟です。

アイテムは決まっていて、ビタミン12種類とミネラル5種類（鉄、カルシウム、亜鉛、マグネシウム、銅）の計17種類に限定されています。但し、この表示がないからといって、役に立たないのではなく、独自基準で、栄養機能食品より高い摂取量で作られているものもあります。

8 健康補助食品とは?

「JHFA」というマークのついているサプリメントがあります。これは財団法人日本健康・栄養食品協会の認定マークですが、審査は、有効成分が基準どおり含有されているか、有害物質が入ってないかといった、品質チェックのマークです。成分の有効性は一切表示できません。JHFAで認定した50種類余りの成分品目を「健康補助食品」と呼んでいます。

2005年1月現在、クロレラ、ビタミンCなど55種類の基準が作られ、約830の商品に表示されて、安心して利用できる健康補助食品マークとなっています。

9 特別用途食品

特別用途食品とは、食事療法を必要とする人や健康上特別な状態にある人のための食品で、厚生労働省が表示を許可した食品です。高血圧症や腎臓疾患の人のためにナトリウムを低減させたり、タンパク質の制限を必要とする腎臓疾患の人のためにタンパク質を低減させた病者用食品（減塩しょうゆ、糖尿病食調整組み合せ）、乳児用調整粉乳、高齢者用食品（そしゃく困難者用食品）などがあります。

特別用途食品は、保健所に提出された申請書類を厚生労働省が総合的に検討した上で許可されます。

10 現代は食材そのものの栄養価が低下

おしなべて慢性的な栄養不足に陥っている理由は、食材の栄養価のダウンです。化学肥料や農薬の多投化、植物の生命力が最大となる旬をはずした生産。収穫後の輸送、店頭陳列、冷蔵庫等での保存。それらにより栄養価は落ち、調理によって消失することもあります。また、果物、畜産、海産物も例外ではなく、環境汚染、海洋汚染の影響もあります。こうした中でサプリメントの持つヘルスケアの有効性は、ますます重要視されています。

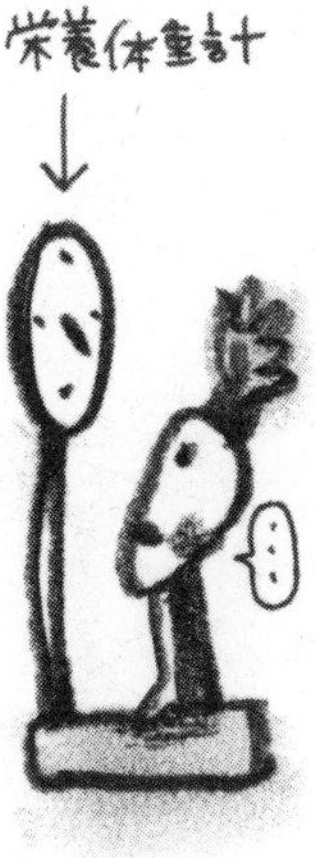

11 サプリメントの必要性

現代人の食生活は「カロリー過剰の微量栄養素不足」となっています。摂ったカロリーに見合うだけのビタミン・ミネラルがなければ、代謝がうまく行かず、余ったカロリーは脂肪となって体内に蓄積され、肥満や生活習慣病の原因となるわけです。

ファストフード、インスタント食品の氾濫、ビジネスマンの外食や朝食抜きのライフスタイル。食生活の中に微量栄養素の不足を感じた方は、食の補完として、ビタミン・ミネラルなどをサプリメントで摂ってみては……。

12 劣悪な環境やストレスと栄養摂取

地球の温暖化、環境ホルモン、大気の汚染、電磁波、食品添加物、薬漬けの食肉や海洋汚染の魚肉。さらには仕事や社会生活の中でのストレス。私たちを取りまく環境のストレスは拡大しています。これらはみな、私たちの体内で「抗ストレスホルモン」の生産に影響します。多量のビタミンがそのために消費されるのです。ちなみに、出会い頭の自動車にびっくりしたその一瞬で、ビタミンＣが約５００ｍｇ、レモン５個分が消費されるのだそうです。

13 サプリメントの種類

①栄養欠損補充用として、ビタミン、ミネラル、ファイバー（食物繊維）、乳酸菌、プロテイン、レシチン、EPA・DHA、コラーゲン、コンドロイチンなど。主に身体を作っている構成成分を日常の食事とともにサプリメントで補充、摂取します。

②健康維持・増進用として、イソフラボン、黒大豆、ローヤルゼリー、青汁、プロポリス、発芽玄米、クロレラ、高麗ニンジン、アロエ、深海ザメエキス、ビール酵母など、全身の体調調整機能に関わります。安全性には気をつけましょう。

③改善目的のものとして、イチョウ葉、エキナセア、トウガラシ、セントジョーンズワート、バレリアン、マリアアザミ、ノコギリヤシ、キャッツクロー、マカなどがあります。なお、どれも、薬を服用している場合や妊娠中など、相互作用に注意が必要です。医師に相談を。

14 サプリメントによる副作用は？

ビタミンやミネラルには、過剰症があります。脂溶性ビタミンのA、D、Kとミネラルは、1日の摂取目安にご注意下さい。摂りすぎると体内に蓄えられるからです。

水溶性ビタミンは、摂りすぎても尿に排泄されるのであまり心配はありませんが、体質により特徴的な過剰症がみられることもあります。

また、プロテイン、EPA・DHA、ファイバー、それにハーブも、使用目的や用途に応じ、注意書きをよく確かめてご利用下さい。

15 サプリメントの添加物は安全？

サプリメントにはたいてい、添加物が使われています。例えば錠剤なら、材料を固めるための結合剤や、一定の大きさにするため、足りない分量を埋め合わせる充填《じゅうてん》剤、材料が鋳型にくっつかないように滑らかにする滑《かっ》剤、錠《じょう》剤を湿気や酸化から守り、飲みやすくするコーティング剤などが使われています。

ドリンク剤には保存料や着色料、香料、甘味料などを添加しているものもあります。主成分と並んでラベルに記載されているはずですのでよくご注意下さい。安全性については厚生労働省が法の下に安全性をチェックし、保証はしていますが、気になる方は専門書等でお調べ下さい。

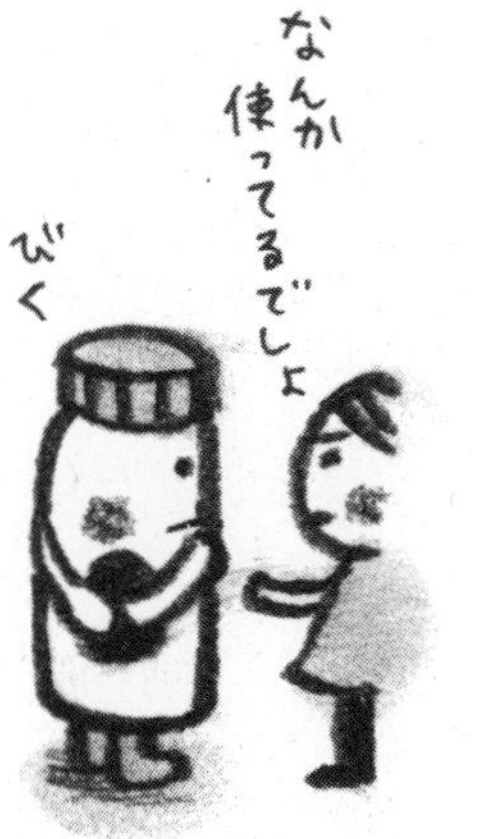
なんか使ってるでしょ
びく

16 合成か天然か?

サプリメントは合成でも天然でも変わりがない、というのが現在の一般的な見方です。ただ、天然がよい、という例に、ビタミンEがあります。体内では天然の方が合成の2倍の効力があるとされています。添加物や香料や色素も、最近では合成から天然へと移行してきています。一方で、ハーブ類はすべて天然ですが、たいてい薬草として用いられており、当然のことながら毒性を備えているものが多いのです。

気をつけなければならないのは、「天然」を安全に読み違えるよう誘導しているようなものです。たとえ原料が天然でも、化学合成して作られたものは合成品で、天然とはいいません。

17 サプリメントは食事の代わりになる?

「サプリメントがあれば野菜はあまり食べなくていい」とか「食事は適当でいい」というイメージを持つ方もいらっしゃるでしょう。誰もが陥《おちい》りやすい落とし穴がそれです。科学がどんなに発達しても、それはありえません。本来は栄養分を食事から摂《と》ればよいので、あくまでサプリメントは、栄養の不足分の補助なのです。

また、食事は噛《か》んで食べることこそ重要なのです。脳の発達によい、ということを科学が証明しています。最後に、サプリメントの上手な活用の前提として、食事の基本と共に、運動、睡眠、休息も大切な要素です。食事を核にした生活習慣全体を見直して、それらの不備をサプリメントで補うようにご活用下さい。

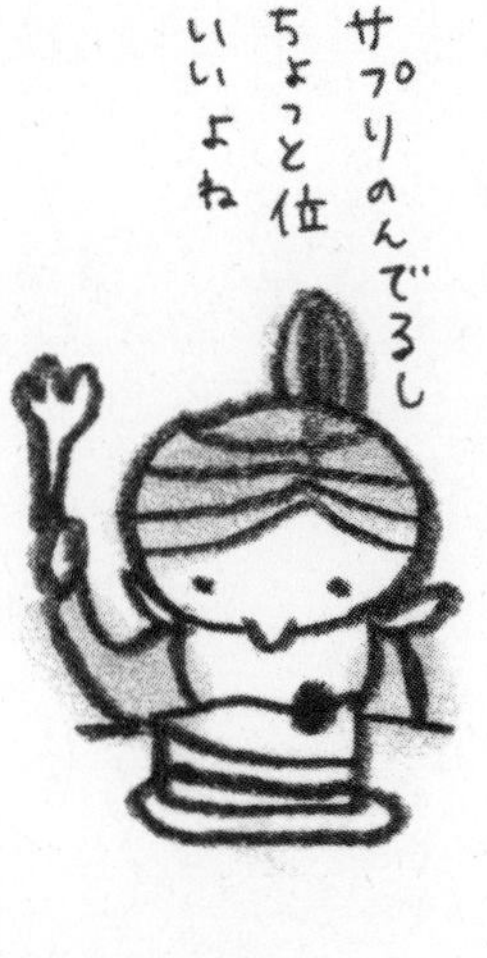
サプリのんでるし
ちょっと位
いいよね

（構成・文　柴田敬三）

症状別 サプリメント 健康食品の選び方、使い方

ちょっと具合が悪い、不定愁訴《しゅうそ》がある…
現代人にはつきものです。でも薬を飲むと副作用が怖い、
かといって、ほうっておくのも心配ですよね。
そんな人は、サプリメントを試してみてはいかがでしょう。
サプリメントによって、自分の体がもつ
自然治癒力を高めることで
体に無理なく自然と症状が癒されてしまうかもしれません。
ここでは30の代表的な症状についてご紹介をします。

監修・生田 哲
(薬学博士)

症状1 ストレスがたまる、辛《つら》い気分

ストレスは過度になると、胃を悪くします。さらにひどくなると自律神経に支障をきたすこともあります。ストレスが多いと、体はタンパク質をよりいっそう分解するようになります。だから、良質のタンパク質を含んだ物を食べるようにしましょう。そのとき、タンパク質を効率よく代謝させるために「ビタミンB_6・B_{12}」を補給することも忘れずに。また、ふだんより多く消耗される「ビタミンC」をたっぷりと摂りましょう。

症状2 いつも食欲がわかない

ストレスや疲労がたまると、自律神経の働きが悪くなり、胃酸の分泌にも影響し、食欲がなくなります。だから、リラックスをして、イライラを抑えることが大切。そんなとき利用できるのが「セントジョーンズワート」というハーブです。そして食事は、できるだけ消化のいい食品を選んで食べ、栄養不足やビタミン欠乏症にならないようにサプリメントで補いましょう。消化を助けるために「消化酵素類」を摂取するのも効果的。「ビール酵母」は食欲不振をはじめ胃腸のトラブルに有効です。

症状3 不眠が続き困っている

体が活動しているときに働く交感神経、眠りに入ったときの副交感神経、この二つの神経の切り替えがうまくいかないと眠れなくなります。「ビタミンB_{12}」は、そんな睡眠・覚醒《かくせい》のリズムを整えてくれます。また就寝前に「バレリアン」を飲むと、精神や神経を鎮《しず》め、やすらかな眠りに入るのを助けてくれます。中年以降の方には、眠りと目覚めをコントロールするホルモン、「メラトニン」がおすすめです。

症状4 立ちくらみがする

立ちくらみがするという症状が見られたら、貧血を疑わなければいけません。貧血が男性より女性に多いのは、女性に生理があることにもよりますが、現代では摂るべき栄養素も摂らずにダイエットに励む人が多いことにも大きな原因があります。貧血を予防したり、回復を促すには赤血球の成分になっている「鉄」を補うこと。「鉄」の豊富な食べ物の代表格はレバーです。しかし、あの独特の味があるので、レバーが苦手という人も結構います。そういう人こそ、サプリメントで補給しましょう。

症状5 「うつ状態」で気分がくらい

「うつ」は、高ストレス社会が産み出した現代病。「うつ」になると、性欲は低下し、不眠症に苦しみ、便秘がちになります。「うつ状態」になるのは、一つには、快感、不快、痛み、痒《かゆ》みといったシグナルを伝える神経伝達物質が不足しているため、と言われています。だから、うつ状態の改善には、神経伝達物質の一種、γ―アミノ酸酪酸の生産反応を助ける「ビタミンB_6」をおすすめします。

症状6 かぜを引きやすくなった

かぜを引きやすい人とそうでない人がいるのは、皮膚や粘膜が体の防波堤として、ウイルスをはねのける力があるかないか、そして、体の中に入ってきても、強い免疫力が働くかどうかによるのです。つまり、かぜの予防の第一は、ウイルスを体の中に入れない丈夫な皮膚と粘膜をつくること。そのためには「ビタミンA」を摂ることです。また、「ビタミンC」は、免疫力を高めてかぜにかかりにくくするとともに、かぜを引いてからの回復のためにも効果があります。

症状7 頭痛・偏頭痛がしょっちゅう

こめかみがズキンズキンと痛むのが偏頭痛。ちなみにこの場合、血管が拡張しているので、頭を冷やすのが効果的です。偏頭痛には、「フィーバーヒュー」がおすすめです。一方、締め付けられるように痛むのが緊張性頭痛。首から肩にかけて筋肉が緊張することによって起こります。「マグネシウム」は脳の血管の緊張を緩めて痛みを和らげてくれます。血行を促進する「ビタミンE」、脳内血流の循環をよくする「レシチン」も合わせて使いたいものです。

症状8 目が疲れ、視力が落ちて困ったどーする？

いまの世の中、目はどうしてもオーバーワークとなりやすいようです。目に疲れがたまると、頭痛、肩こりといった症状が出ることがあります。いわゆる「眼精疲労」です。しっかり栄養管理をして疲れ目を防ぐことが大事。それにはまず「ビタミンA」を摂ることです。また、視力回復にはブルーベリーが効果的。「アントシアニン」をたっぷりと含んでいますから、短時間で視力を取り戻せます。

症状9 肩こりが治らない

肩の筋肉が緊張しっぱなしだと血行が悪くなり、乳酸などの疲労物質がたまってしまう、また運動をし過ぎても疲労物質を溜め込むことで肩こりが起こります。そのためにも日頃から「ビタミンB_1」をとることで疲労物質を分解することが大切。「クエン酸」も同様な作用があります。また肩こりの改善には、血行促進は欠かせません。「ビタミンE」や「イチョウ葉エキス」がおすすめです。漢方の入浴やマッサージとともに試してみては？

症状10 腰痛に悩まされている

若者からお年寄りまで、現代人の10人に1人が「腰痛」で悩んでいるとの調査結果があります。椎間板《ついかんばん》ヘルニアやギックリ腰のように原因の明確なもの、腰痛症のような原因のはっきりしないものがあります。骨と骨を支えている組織の成分である「コンドロイチン」や「コラーゲン」、その吸収を高める「ビタミンC」、骨に必要な「カルシウム」とその吸収を助ける「ビタミンD」などを効率よく摂取しましょう、軟骨の老化防止には「グルコミンサン」が有効です。

症状11 胃が痛む

胃が痛むのは粘膜が爛《ただ》れているとき。胃粘膜があれて胃炎になっていたり、さらに深く掘られて胃潰瘍《かいよう》になっているかもしれません。どうしてもアルコール、ストレス、タバコなどが避《さ》けられない方は「アロエ」を服用して、日頃から、胃の粘膜を保護したいものです。また、「ビタミンA」は胃の粘膜を正常に保ち、潰瘍を修復する働きがあります。「亜鉛」には胃の内壁の膜を傷つける物質の分泌を抑える作用があります。

症状12 胸焼けがして心配

胸焼けが心配な方には、胃酸や胃の粘膜の状態を正常に保つことが大切です。といっても、ストレス解消にどうしても食べ過ぎてしまうという方は、緑茶に多く含まれる成分「テアニン」で脳の興奮を抑えてリラックスしましょう。消化能力の低下を感じている方には、「消化酵素」がおすすめ。キャベツに多く含まれる「ビタミンU」という「消化酵素」は消化作用と胃粘膜《ねんまく》の分泌を高め、潰瘍《かいよう》を予防してくれます。また、「ビール酵母」製剤にも胸焼けや胃弱に対する効果が期待できます。

症状13 いつも便秘で悩んでいる

日本人に多いのは、胃腸の働きが悪いためにおこる「弛緩《しかん》性便秘」です。特に便秘のなかでやっかいなのは、排便の間隔が長いものより、便が硬くて出にくいもの。便秘に効く栄養素といえば、「ファイバー」です。リンゴなどに含まれる食物繊維の一種である「ペクチン」も、便秘解消につながります。また、「ファイバー」に次いで「乳酸菌」も腸内の善玉菌を増やしその働きをよくするので効果があります。

症状14 慢性の下痢でいつも不調

仕事や人間関係のストレスが原因で起こるのが、慢性の下痢。自律神経のバランスが崩れ、副交感神経の活動が高まると、消化管に流れ込む分泌液の量が大幅に増えて下痢となるのです。慢性下痢は、それほど心配する病気ではありませんが、体力や体重が落ちないように、栄養豊富な食事を摂るようにしましょう。基本は、腸をあまり刺激しないで、消化・吸収のよい食べ物を選ぶことです。また、善玉菌の代表である「乳酸菌」と、そのエサとなる「オリゴ糖」を一緒にとりましょう。

症状15 トイレが近くて、夜、特に大変

トイレが近くなる、夜中に何度もトイレに起きる。排尿のトラブルとして多いのは、50歳以上の男性では、前立腺が肥大し尿道を圧迫する前立腺肥大症です。この初期症状には、よく「ノコギリヤシ」が使われます。女性に多いのは膀胱炎です。排尿痛、尿の混濁、残尿感などの症状が伴います。こうした尿路感染の防止には「クランベリー」、また、「エキナセア」、「プロポリス」は免疫力を増強し、抗炎症作用があります。

症状16 体がむくみやすい

それらはすべて体内の水分によって生じます。心臓や肝臓、腎臓に異常があって生じるものもあり、1週間以上続いたり、尿量が減る、血尿がある、体重が急激に増えたときなどは早めの受診が必要です。一方、一晩寝れば解消する一過性のものは心配なく、セルフケアで対応が可能。まずは塩分と水分の摂りすぎに注意しましょう。「カリウム」は余計な塩分を体外に排出してくれます。「フェンネル」、「イラクサ（ネトル）」、「西洋タンポポ」にも利尿作用があります。

症状17 冷え性は治せますか

冷え性は女性だけでなく、最近、中高年の男性にも増えています。普段から手足を冷やさないようにするとともに上手にストレスを解消し、ウォーキングなど適度な運動をすることも大切です。サプリメントで摂るならば、「ニンニク」は1日に4gの新鮮なものに相当するものを。また、「ビタミンE」、「高麗ニンジン」などには血行を促進させる作用があります。「ビタミンB群」はエネルギーを効率よく燃焼させるのに役立ちます。

症状18 肌荒れに悩んでいる

肌をきれいに保ちたいという方に摂ってほしいのは「ビタミンA・C」。小じわや肌あれ、皮膚のカサカサはそれらが不足している時によく見られるのです。また、女性の体にもっとも大きい変化があらわれる更年期の時期には、女性ホルモンの生産が極端に落ち、肌は急激に老け込みます。この変化を避けることは不可能ですが、最小限に抑えられます。「ビタミンE」が女性ホルモンの分泌をスムーズなものにしてくれるからです。

症状19 口内炎になりやすい

口内炎のおもな原因は、単純ヘルペスによるもの。これができたら、体力が落ちているという〝警報〟です。対策としては、ウイルスへの抵抗力をつくる「ビタミンA、C、B群」を摂って下さい。とくに、お酒を飲む人は、「ビタミンB群」が不足気味で、口内炎になりやすいから、気をつけましょう。また、一部の整腸剤にはいっている「アシドフィルス菌」という善玉菌も、口内炎への効果が知られています。

症状20 歯周病にかかってしまった

歯周病になると、歯肉からうみが出たり、歯槽骨《しそうこつ》が溶けて、歯が抜けることもあります。血液中のカルシウム濃度が下がると、歯槽骨からカルシウムが溶け出て、不足した分を補うしくみになっています。だから、歯周病で歯が抜けることを防ぐには、充分な量の「カルシウム」を摂取することが第一。また、歯肉炎の主な要因は活性酸素です。猛毒の活性酸素を無毒化する「ビタミンC」「ビタミンA」「ビタミンB」などをおすすめします。

症状21 花粉症で、2月〜4月がつらい

花粉症は早期の対策が大切。花粉シーズン前から、自分の体質に合うサプリや甜茶《てんちゃ》等を摂れば、症状が軽くて済むでしょう。具体的には、くしゃみ、鼻水、涙目、かゆみ等には抗ヒスタミン作用、鼻づまりには抗ロイコトリエン作用をもつ成分を利用します。例えば「マグネシウム」には抗ヒスタミン作用、「DHA・EPA」には抗ロイコトリエン作用、「シソの葉エキス」は抗ヒスタミン・抗ロイコトリエン作用が期待されています。

症状22 高血圧といわれている

高血圧の原因は、塩分の摂りすぎです。人が生きるのに必要な塩分は1日1・1〜3g。しかし、もし、この目標値を忠実に守った食事を出されても食欲はわかないでしょう。現実的には、ふつうの人で1日、7〜8gといったところを目標にしたいもの。減塩すれば、どうしても味はうすくなります。少ない塩分でも、塩味を堪能する方法は食物を冷やして食べること。そうすれば舌はより敏感に塩味を感じ取ります。そして、ナトリウムを排出してくれる「カリウム」を十分に摂りましょう。

症状23 医者に行ったら血糖値が高いと言われた

糖尿病は、自らの管理を怠ると、心筋梗塞や失明といった悲劇を招く恐ろしい病気です。体内の糖の量をコントロールしているのは、膵臓から分泌されるホルモンのインスリンです。要は、糖尿病になる前の、やや血糖値が高いうちに、「ビタミン」や「ミネラル」を補給して、インスリンをしっかりと生産できるような体になること。そのためにも効果的な栄養素には「マグネシウム」「亜鉛」などもあります。

症状24 骨粗鬆症といわれている

骨がスカスカになる骨粗鬆症《こつそしょうしょう》は、高齢者、特に女性に多い病気です。骨密度を保つにはカルシウムを充分に摂取する必要があります。しかし、一般にカルシウムは食品からだけでは不十分なことが多いようです。「カルシウム」は「マグネシウム」とバランスをとって作用します。だから「カルシウム×マグネシウム」タイプのサプリメントがおすすめです。合わせて、「カルシウム」の吸収を助ける「ビタミンD」、骨形成を促す「ビタミンK」も摂取しましょう。

症状25 抜け毛で悩んでいる

男性に多く見られるのが「男性型（壮年型）脱毛症」です。まず頭皮の健康維持が大切です。「ビタミンE」や「イチョウ葉エキス」は髪の毛に栄養を送る毛細血管の流れをよくします。また、毛髪促進には髪の毛の原料となる「NAC（N-アセチルシステイン）」や「プロテイン」の補給も必要。「ノコギリヤシエキス」は「男性脱毛症」の原因の一つと見られる「5α-リダクターゼ」という酵素の分泌を抑えます。

症状26 性欲がわかない

「性欲」がわかないのは、当事者にとっては相当、深刻な悩みです。このような人は「亜鉛」をきちんと摂るようにしましょう。男性ホルモンであるテストステロンの合成には欠かせないミネラルなので、減退していた性欲もアップするに違いありません。また、性欲は脳によってコントロールされているので、「ビタミンE」を摂ることによって脳の働きを活発にすれば、それにともなって、性欲も昂進《こうしん》します。脳の末梢血管も拡張するので、血流がよくなり、性欲もわいてくるでしょう。

症状27 シミ、シワ、物忘れ…老化現象？

シミ、シワが増えた、、物忘れがはげしい、疲労がたまってしょうがない、中年になると気になる老化現象の典型です。老化が起こる原因の一つに過酸化脂質の生成があげられています。人の体に悪さをする困った物質で、血管にたまって血液の流れを妨げたり、細胞にダメージを与えます。だから老化対策として、「ビタミンE、C」「βカロチン」といった栄養素を採り過酸化脂質ができないようにしましょう。

症状28 酒に弱くなった、二日酔いで不快

近頃、酒に弱くなったとお嘆きの方。どうしたら二日酔いにならずに飲めるでしょうか？　それには、飲んだアルコールが少しでも早く分解されるように、酵素の働きを助けること。「ビタミンB群」が強い味方となってくれるでしょう。では、二日酔いになってしまったという時はどうすればいいのでしょうか？　二日酔いには、酢を飲むといいなどといいます。ここは是非、「ビタミンC」です。体内に残ったアセトアルデヒドをすばやく分解してくれるので二日酔い解消にはもってこいです。

症状29 ヘビースモーカーへの対策は？

喫煙はがんを中心としてあらゆる病の原因になることが知られています。日本には、まだまだヘビースモーカーが多数存在します。タバコの害から少しでも身を守るには、発がん性のある有害物質を体外へ排出させましょう。「ウコン」は抗がん作用があります。また、喫煙者のがん予防には、抗酸化力の増強が大切です。そのため、「ビタミンA、C、E」、「セレン」など抗酸化力を高めるビタミン・ミネラルをバランスよく補給しましょう。

症状30 ダイエットを健康的に行うには？

肥満は、あらゆる生活習慣病の元凶となります。だから適正な体重を維持することは美容のみならず健康の基本。それには運動の他にバランスのよい食事が大切です。特にビタミンやミネラルは代謝を正常にしカロリーや脂肪を燃焼させます。食事で補え切れない分はサプリメントを利用しましょう。「ビタミンB群」は糖分や脂肪の代謝に欠かせません。「クロム」はインスリンの働きを助け糖のエネルギー代謝を促進します。「ファイバー」を摂ることにより摂取カロリーを減らすことも肝心です。

（構成・文　久保寺岳）

サプリメント、もうちょっと知りたい27のQ&A

サプリメントを摂るにはまだ不安や抵抗がある。利用するときにはどんな注意をすればいいの？少しでも疑問が解消され、お役に立てるよう、あらためて27の質問を用意しました。

監修・後藤典子
（NPO法人日本サプリメント協会代表理事）

Q1 サプリメントの摂り方の基本はありますか？

A サプリメントはビタミン、ミネラルなど食品から摂れるものと、通常の食品からは摂れない成分を含むハーブなど、状況に応じて摂るべきものと大きく二つのカテゴリーに分けられます。まず摂る必要があるのがビタミン、ミネラルなどの代謝を促進するもの。これをベースに、症状や生活習慣に合わせて必要なときに他のサプリメントを選ぶのが基本です。

Q2 どうしたら自分に合ったサプリメントがわかりますか？

A まず現代生活で不足しがちなビタミン、ミネラルなどの副栄養素を摂るのが基本。自分に合うサプリメントを探すには、自分の健康状態を認識し、何が自分に必要であるかを理解することが必要です。自分の体に耳を傾けると、何を摂ったときに調子がよかったかということがわかってきます。自分では分からないという方は専門の先生や薬剤師に相談してみましょう。

Q3 サプリメントは水道水で摂ってもいいですか？

A 水道水には雑菌を殺すために塩素が入っていますが、この塩素がビタミンを壊してしまいます。その他、水道水にはおよそ2000種類もの化学薬品が使用されていますし、発がん性を指摘されているトリハロメタンや他の化学薬品の問題もあります。一度沸かした水は残留塩素が2～3％になりますが、ミネラルウォーターか活水器を通した水もおすすめです。

Q4 サプリメントは摂取しなくてもいいものですか？

A 今日の一般的な食生活では、完璧な食を摂ることはたいへんです。農薬や環境変化などによる土壌の栄養分の激減、加工技術の進歩により食品自体の栄養も削り取られ、食生活の簡便化による食品選択の偏りなど、通常の食事では十分な栄養補給はできない状態です。そういう意味で、サプリメントはほとんどの現代人にとって摂取した方がいいものになっています。

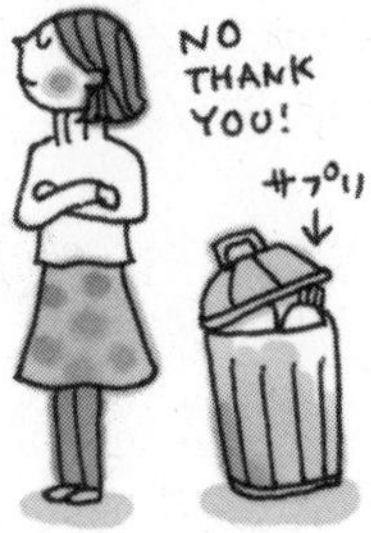
NO THANK YOU!
サプリ

Q5 安全で効果的なサプリメントを選ぶにはどうすればよい？

A 完全包装されたものであるか、使用期限と品質管理番号（製造番号）が外箱に明記されているかを確認します。できれば成分表示があり、含有量が記載されているものが望ましく、また、原材料名が物質名で全成分表示してあるものがいいでしょう。また、サプリメントの摂取に疑問を感じたら、この分野に詳しい医師や薬剤師に相談してください。

Q6 添加物は含まれていますか？

A ほとんどのサプリメントには添加物が含まれています。錠剤にするためには結合材、滑剤、光沢剤などを使い、カプセルや粉末・顆粒品にも滑剤などが含まれています。これらは製造上欠かせないものではありませんが、製造効率を上げるためには必要な添加物です。他の添加物としては着色料、甘味料、香料などがありますが、可能な限り添加物は避けたいものです。

Q7 同じ素材、同じ含有量で値段が違うのはなぜですか？

A 原材料が天然か合成か、天然でも食べものに含まれる栄養素をそのまま使った無精製のものと、特定の栄養素だけを抽出した精製のものとで違います。合成のものは大量生産により値段が安価で、天然で無精製のものは一般的に高価ですが、栄養素をバランスよく摂ることができます。天然で無精製のものは合成のものに比べ効力が高いというデータもあります。

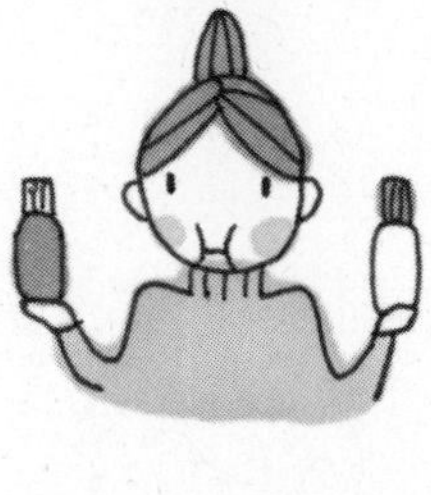
はたして
どっちをとるべきか

Q8 サプリメントは毎日摂るものですか？

A 毎日摂るものかどうかは、サプリメントを摂る目的や種類によって多少違ってきます。代謝に関わるビタミン・ミネラルなどは、不足しないために毎日摂ったほうがいいもの。一方、ハーブ類のサプリメントは、特定の症状が出たときに、あるいは特定の状態のときに使用しますが、その特定の症状や状態がおさまれば、それ以上摂取する必要のないものが多いです。

Q9 食品だからたくさん飲んでもいいのですか？

A 食品でも、摂りすぎれば下痢をしたり、胃を悪くすることがあります。サプリメントも同じで、ラベルに記してある決められた量を守ってください。また特定のサプリメントを過剰に摂ると、かえって全体のバランスが乱れて不都合が生じることもあります。サプリメントに頼りすぎず、栄養バランスの摂れた食事をした上でサプリメントを補ってください。

Q10 サプリメントには過剰症の心配がありますか？

A 水溶性のビタミンである、ビタミンB群とビタミンCは、体内に蓄積されることなく不要な分は尿として排出されますので、まず心配はありません。ただ、脂溶性のビタミンAやビタミンD、ミネラルなどは摂りすぎると肝臓などに蓄積されるため、過剰症のリスクは高くなります。また、ハーブなどのサプリメントも薬効がある分、気をつける必要があります。

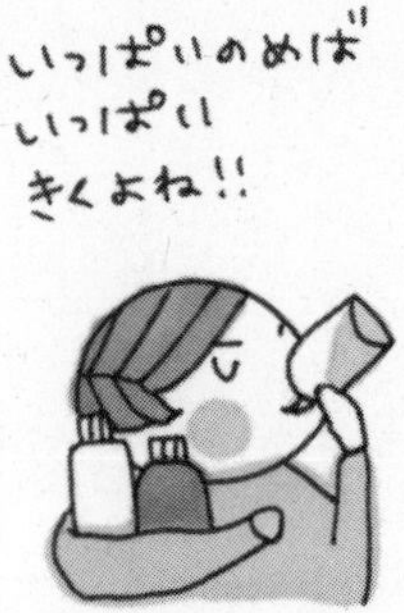

Q11 サプリメントを摂れば食事は通常通りでもいいですか？

A 米国では、サプリメントを常用している人の多くは食事にも気を遣っているのが特徴です。健康のためには食事から立て直すことの必要性が浸透しているのでしょう。肉や脂もの中心など食生活の偏りによる身体への負担を、サプリメントだけでなくすことはできません。きちんとした食事を心がけた上で、必要に応じサプリメントで補うのが本来です。

Q12 サプリメントを摂るのに最適なのはいつですか？

A 目的により変わりますが、吸収率の点からいうと、食事の際に一緒に摂るのが効果的です。特に精製されたものは食事と摂ることでデメリットを補えます。摂り方が明記されている場合はそれに合わせます。睡眠やリラクゼーションをうながすサプリメントは摂った後に眠気を感じます。摂取後に車の運転や機械の操作などは危険を伴いますから避けてください。

Q13 ビタミンとは何ですか？

A ビタミンとは食べものの中に含まれる有機化合物のことで、人の体の機能が正常に働くために欠くことのできないものです。一部を除き、原則として体内で合成できない栄養素で、現在ビタミンと認知されているのは13種類。環境の変化などにより野菜のビタミンの含有量は激減しており、全体のバランスがとれるように必要量を満たす必要があります。

Q14 ミネラルとは何ですか？

A 無機質の中でカルシウム、鉄、ナトリウム、リンなど生命の維持に必要なものをミネラルと呼んでいます。ビタミン同様、微量栄養素と呼ばれ、主に体の中で行われる化学反応を仲介する酵素と一緒に働いて、化学反応を円滑に進める役割をし、代謝作用などの多くの生理作用と密接な関係をもっています。摂取量の安全範囲が狭いので摂りすぎには注意しましょう。

Q15 キーレイションとは何ですか？

A キーレイションとは鉱物性物質を体内に吸収しやすいように変える加工処理のこと。無精製ミネラルはそのままでキーレイションされた状態です。キーレイションされていないミネラルは、消化の過程でまずキーレイションされますが、効果的にキーレイションを行える人は少なく、キーレイションされていないミネラルはほとんど使えず排泄されます。

Q16 ビタミンを摂れば野菜は食べなくていいのでしょうか？

A サプリメントはバランスの摂れた食事をしても、なお摂りきれない栄養素を補うものです。また、野菜そのものの栄養素にはビタミン・ミネラル・食物繊維などの他に、まだ発見されていない栄養素、ファイト・ケミカル（植物性微量化学物質・植物性微量栄養素）が多く入っています。これらはサプリメントによるビタミン補給だけでは補えないものです。

Q17 総合ビタミンを摂ればビタミンは十分ですか？

A 人によってビタミンの摂取量、消費量は違い、体調などにより吸収率も変わるので一概にはいえませんが、現代人のほとんどは総合ビタミンを摂った上で、個人に合わせた単品のビタミンをプラスしていく必要があります。ここでいう総合ビタミンとは、13種類あるビタミンのできれば11種類以上をまとめて摂取でき、栄養所要量の2～3倍を含んだものです。

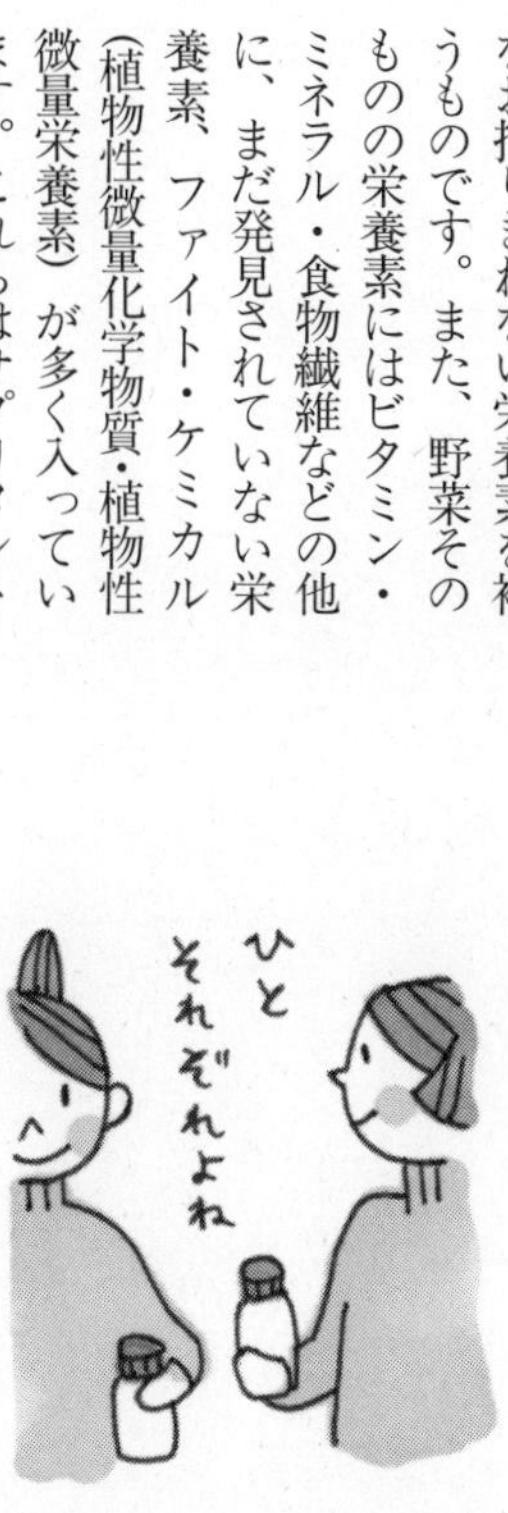

Q18 ビタミンやミネラルは多く摂るほど調子がよくなる？

A 大量に摂れば比例して効果が上がるというものではありません。代謝にはバランスが重要です。特にミネラルには過剰症の心配もあるので、過剰摂取は慎むべきです。ビタミンは化合物ですから体内で分解できますので安全領域が広いのですが、ミネラルは最小単位である元素として存在しているため、それ以上分解できないということで安全領域が狭いのです。

Q19 プロテインや食物繊維は多く摂ったほうがいいですか？

A どちらも摂りすぎには気をつけなければなりません。たとえば、プロテインの過剰摂取はアミノ酸の分解産物であるアンモニアが多量にできるために、大量の水分補給を要求され、カルシウムなどのミネラル不足の原因になります。食物繊維もフェチン酸を多く含むために、大量に摂るとミネラルを排出してしまうので、ミネラル不足を招きます。

Q20 カロリーにあったサプリメントでエネルギーは作れるの？

A サプリメントでカロリーに見合った量の副栄養素を摂っても、体を動かさなければエネルギーは作れません。また、エネルギーにならなければカロリーもビタミンも余ってしまいます。食べたものが代謝され、エネルギーになるには体を動かすことが不可欠です。サプリメントを補給することで体をスムーズに動かす用意ができますので体を動かしてみましょう。

Q21 サプリメントを摂っているので薬はやめてもいいですか？

A サプリメントは直接病気を治すものではありませんし、薬の代用でもありません。基本的には、食事では補いきれない栄養補給をするものです。ただし、補給を続けていくうちに代謝が改善され、よくなっていく疾患があり、結果的に病気が治ったというケースも珍しくはありません。いずれにしても薬の服用に関しては主治医の先生と相談してください。

Q22 サプリメントは薬と一緒に摂ったほうがいいですか？

A サプリメントと薬を併用する場合は、薬の摂取時間を優先します。薬の中には抗生物質・抗炎症剤・降圧剤・抗高脂血症剤・抗潰瘍薬・緩化剤などビタミンを壊してしまうものがたくさんあり、ビタミン欠乏症を起こしやすくします。こうした相互作用を避けるために、薬とサプリメントの摂取時間を30分～1時間くらい空けるようにしましょう。

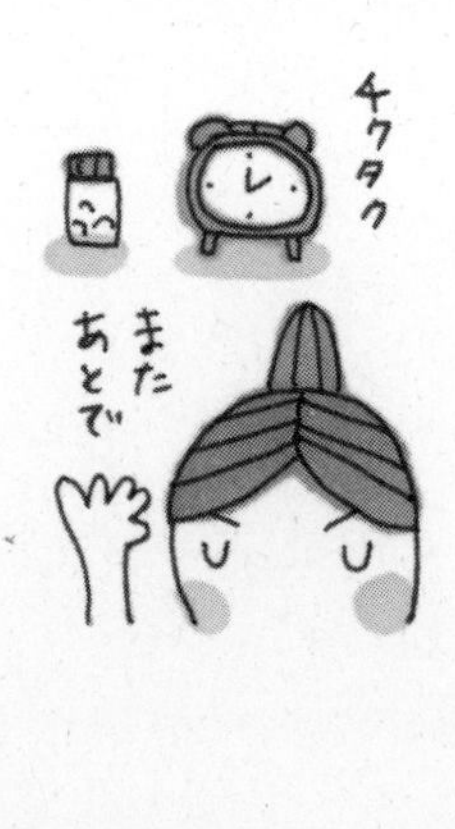

Q23 サプリメントを摂れば病気は治りますか？

A 薬は病気そのものを叩くためのものですが、その際に何らかの副作用が起こり自己治癒能力を落としてしまうこともあります。サプリメントの多くはこの自己治癒能力を高めます。また、薬を飲むことで通常以上にビタミン欠乏症になりやすいので、服用している薬との飲み合わせが悪くないことを医師に確認の上、サプリメントを多めに摂ると効果的でしょう。

Q24 風邪薬を飲んでいる時はサプリメントを休むべき？

A 風邪をひいているときこそサプリメントをいつもより多めに摂った方がいいでしょう。サプリメントを摂ることが風邪を治すわけではありませんが、自己治癒力をアップするのに有効です。特に、抗菌、抗ウイルスに有効なサプリメントをプラスするといいでしょう。日頃、サプリメントでバランスの摂れた栄養補給をすることは風邪の予防にもなります。

Q25 薬と併用する場合、気をつけるサプリメントはある？

A 治療を受けている場合、薬との相互作用について医師に確認する必要があります。例えば、抗うつ効果がありドイツ・オーストリアでは医薬品として使用されているハーブのセントジョーンズワートは、抗HIV薬、強心薬、免疫抑制薬、気管支拡張薬、血液凝固防止薬、経口避妊薬などの分解を速め、薬効を減少させてしまう可能性が報告されています。

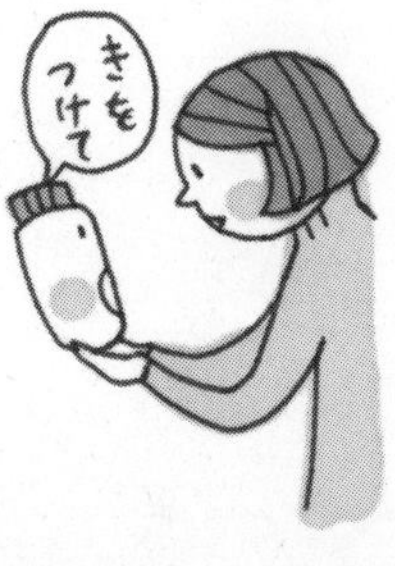

Q26 サプリメントによる自己治療の範囲はどこまでですか？

A 他の市販製品で治療できる症状はサプリメントでも治療できると考えるのが普通です。特に風邪やインフルエンザの症状、のどの痛み、頭痛、ストレスなどを和らげるのにサプリメントは適しています。しかし症状が重い場合は医師の診断を受けてください。過去にがんや心臓病などの診断を受けたことのある人は必ずこの分野に詳しい医師に相談してください。

Q27 機能性栄養補助食品とは何ですか？

A 機能性栄養補助食品（ニュートラシューティカル）とはサプリメントを強化した機能性食品のことです。医薬品と同じような効果が期待できるという意味で準医薬品的な食品ともいえます。一般的な症状を緩和する目的で使用され、さまざまな病気に効果があります。更年期の女性に多い感情の高場を鎮めたり、男性の前立腺障害を予防する効果が期待されています。

（構成・文　百名志保子）

知っ得コラム

サプリメントと健康食品

監修・佐藤 務
(稲毛病院整形外科・健康支援科部長)

8割以上がサプリ利用、3割が毎日利用

今までにサプリメント(栄養補助食品)を利用したことがある人は86.1%、そのうち29.4%は「毎日利用している」と答えていることが明らかになりました。(日本能率協会総合研究所と日本サプリメント協会調べ)。この調査は2002年10月、全国の20歳以上の男女3661人にインターネットでアンケートを行ったもの。利用目的は「健康維持・体調維持」が7割以上。不規則な食生活を送る現代人にとって、サプリメントは健康維持の必需品になりつつあるようです。

話題のサプリ「コエンザイムQ10」

コエンザイムは、体内のエネルギー生成のすべてに関わる補酵素です。心臓病の治療薬として長く利用されてきましたが、サプリメントとしては、抗酸化作用、免疫強化、心臓機能の維持などに作用。動脈硬化の予防や疲労回復、しわなど肌のトラブルの回復など若返りサプリとして注目されています。がん、高血圧、歯周病、神経疾患、男性の生殖能の低下、アルツハイマー病などへも効果があると言われ、欧米では常に売上ベスト3にランクされるほどの人気サプリです。深刻な副作用の報告はないものの、米国の1日の摂取上限量は200mgなので摂りすぎにはご注意を。

ストレスは体内の栄養素も奪う

ストレスは、体内の栄養素を大量に消費するのをご存知ですか。ストレスにさらされると、多量の副腎皮質ホルモンが分泌されるため、ホルモン合成に必要なビタミンCが多量に消費されます。また、代謝を促進する甲状腺刺激ホルモンも多く分泌されるので、代謝に必要なビタミンB1、B2などの栄養素も消費されます。その他、たんぱく質やカルシウム、マグネシウムなど、ストレスは体から多くの栄養素を奪います。睡眠、運動、食事など生活改善に勝るクスリはありませんが、それが難しい場合はビタミン・ミネラルや良質のたんぱく質などを摂取して栄養を補給しましょう。

知っ得コラム

飲酒に効果的なサプリメント

お酒は「百薬の長」ともいわれ、少量であれば血液の循環をよくし、ストレス解消にもなりますが、大量に飲み続けると肝臓や食道、すい臓にダメージを与えます。お酒を飲む人は、肝機能を高めるウコンやクロレラ、カキやシジミエキス、アルコールの分解を促進するセサミン（ごま成分）、脂肪肝の予防になるビタミンB群などを摂り、肝臓への負担をやわらげる心がけを。また、おつまみの定番であるナッツ類は、ビタミンB群が豊富で、ビタミンＢ１の吸収を妨げるアルコールと一緒に摂ることが推奨されています。お酒とナッツ類、実は体にも嬉《うれ》しい組み合わせなのですね。

健康食品のカテゴリーをもっと知る

特定保健用食品（トクホ）：厚生労働省が、安全性や特定成分の健康機能を審査し、その働きについて表示が許可された食品。**栄養機能食品**：栄養成分名（ミネラル５種類・ビタミン12種類）と一定の栄養機能を商品に表示できる。含有量が規定限度内であれば審査は必要ない。**健康補助食品**（JHFA）：カプセル・錠剤タイプの健康補助食品が対象で、安全性、表示内容などを（財）日本健康・栄養食品協会が認定。健康機能は表示不可。**特別用途食品**：厚生労働省が認可。高齢者用食品など、健康上特別な状態にある人のためにつくられた特別な食品。以上、選ぶ際には一つの目安に。

飲み合わせ次第で毒にも薬にも

食べ物に食べ合わせがあるように、サプリメントにも飲み合わせがあります。よい飲み合わせのサプリメントを複数摂ると、単独で摂った場合よりも吸収力が高まるほか、それぞれの栄養素のはたらきも高まり、相乗的な効果を生み出します。一方、食品や薬との飲み合わせによっては効果を薄れさせる場合もあり、注意が必要。相互作用についての研究はまだ始まったばかりですが、気になる場合は専門家や本などで必ず確認を。

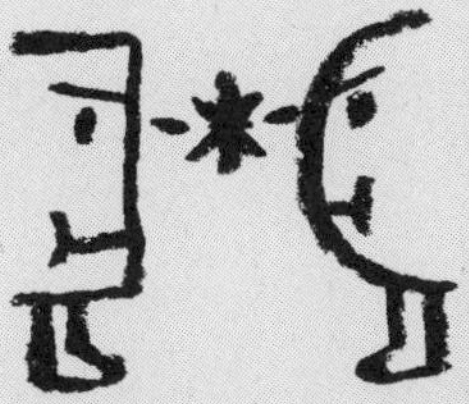

失敗しないサプリメントの選び方、10の方法

以下、チェック項目としてお使い下さい。①成分がすべて表示されている。②含まれている成分と量の確認。③原料が天然である。④着色料、香料、保存料などの添加物を使用していない。⑤栄養素間のバランスを考えて配合されている。⑥製造過程で危険な化学薬品などが使われていない。⑦安全性や効能についてメーカーや第三者、インターネットなどで客観的な情報を収集する。⑧話が出来すぎていない。⑨適正価格かどうか。⑩副作用の心配はないか、など。玉石混肴のサプリメント市場。以上の点に気をつけ、ご自分で納得してから購入しましょう。

「調味料」は危険な落とし穴

家でも外食でも、ほぼ毎食使われる多様な調味料。でもこの日常的な調味料、実は、高カロリー、低栄養素と、驚くほどバランスが悪いのです。例えばラー油は89.8％が脂質！　ビタミンAは若干含むものの、副栄養素はほぼゼロ。マヨネーズも塩分とコレステロールが高いばかりでビタミンCやファイバーはゼロ。ソースやドレッシングも、カロリーに見合った量の副栄養素は摂れず、塩分ばかりでビタミン・ミネラルはわずかしか含まれていないのです。少量でも日々の積み重ねが思わぬ落とし穴に。必要最低限に抑える心がけを！　出典：『ビタミン外来』（ビジネス社刊）より

野菜ジュースは健康の強い味方

成人が１日に必要な野菜は約500ｇ。野菜は、糖尿病やガン予防のほか、歯や骨を強くし、ストレスへの免疫力をつけます。特に、多種類の野菜から様々な栄養素を摂ると、各栄養素の効果も高まります。毎日野菜を摂るのは大変！という方には野菜ジュースがお勧め。小社でも、26種の野菜を特殊低温処理した栄養価の高いの「オリジナル野菜ジュース」を販売しています。ほんの木（電話：03-5280-1700）まで。

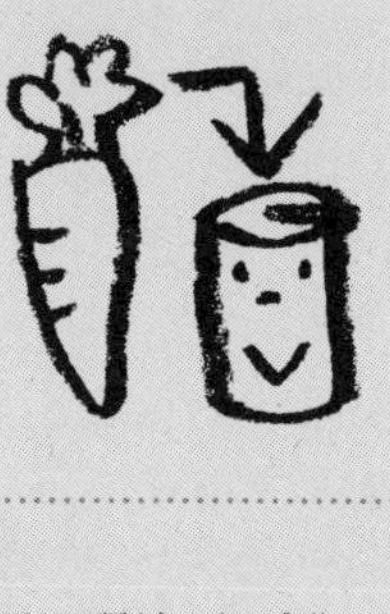

病気の原因は遺伝、それとも環境？

疾病が起こる原因のうち、遺伝の占める割合は30％。残りは周辺環境（40％）と栄養（30％）といわれています。つまり、がんの遺伝子を持っていても、周辺環境や栄養のバランスを整えることでがんにかかる確率は低く、逆にがんの遺伝子がなくても、周辺環境や栄養の状態が悪いとがんになる可能性が高い、ということです。持って生まれた遺伝子は変えることができませんが、周辺環境や栄養は心がけ次第。何だか勇気が湧いてきませんか？　「遺伝だから」とむやみに恐れることなく、安心しきるのでもなく、注意深く体の声を聞きながら環境と栄養のバランスを。

ガン予防14条＋α

１．植物性食品を中心に。２．正常体重の維持。３．継続的運動。４．野菜・果物の摂取。（毎日400～800ｇ）５．穀類・豆類・根菜類の摂取。（毎日600～800ｇ）６．飲酒を控える。７．赤身の肉を抑える。（１日平均80ｇ以下）牛肉より魚肉・鶏肉。８．脂肪を控える。９．食塩は１日６ｇ以下に。10．カビがはえた食品を食べない。11．食品は冷蔵・冷凍保存する。12．食品添加物・残留農薬への留意。13．焦《こ》げたものを食べない。14．補助食品に頼らない。＋α．たばこを吸わない。（アメリカがん研究財団（AICR）と世界がん研究基金（WCRF）作成より）

知っ得コラム

米国では6割以上が代替医療を利用

全米の18歳以上約3万1千人を対象に行った調査により、62%がサプリメントや祈り療法といった何らかの代替医療を利用していることがわかりました。（全米代替医療センター（NCCAM）と疫病対策予防センター（CDC）の共同調査報告）利用順位は以下の通り。1位：祈り療法(自分で)、2位：祈り療法(他人に祈ってもらう)、3位：サプリメント、4位：深呼吸療法、5位：祈りグループへの参加、6位：瞑想、と続く。祈りなど、心に働きかけるものが上位に上がっているのは、体を物質としてのみ扱ってきた西洋医学への反動でしょうか？(出典：ヘルスインフォネットメディア)

サプリメント消費大国、米国の背景

米国には、公的な健康保険制度がなく、民間の保健に加入するしかありません。しかし加入金が高額なため、保健に入れない人も多いのが現状。病気になれば高い治療費がかかります。従って、医療費を抑えるために、治療よりも予防を重視します。中でもサプリメントは健康を守るのに最も効果的で安上がりな方法の一つといわれ、2000年のサプリメント市場の売上高は180億ドル（インスティチュート・オブ・メディスン）。日本の3倍ともいわれるサプリメント市場の背景には、「自分の健康は自分で守る」という人々の意識があるのです。（日本も近づいている？）

白熱するサプリ業界とFDAの攻防戦

1994年、米国ではサプリメントを「薬品」より「食品」に近いものとし、危険性が立証されなければ臨床試験なしでも販売や効能表示を許可する「栄養補助食品健康教育法案（DSHEA)」が成立。その後10年間で当時4,000点だった商品数は29,000点にまで増え、米国サプリメント市場は「無法地帯」とも言われていました。しかし、サプリメントによる健康被害などを受け、危険性のあるサプリメントや虚偽表示に対する取締り強化にFDA（米国食品医薬品局）が乗り出し、米国のサプリメント業界は「DSHEAを守ろう」と必死。FDAとサプリ業界の今後の行方に注目。

サプリメントに関する疑問・不安？

サプリメントや健康食品の商品や購入方法などに疑問や不安を感じたら、厚生労働省所管の財団法人、日本健康・栄養食品協会の「健康補助食品相談室」にお問合わせを。専門スタッフが相談を受付けています。電話：03-3268-3295／毎週火、水、木、金曜日（10時～16時）。また、過去1年間の「医薬品・医療用具等安全性情報」が、厚生労働省　HP (http://www.mhlw.go.jp/) からも入手できます。

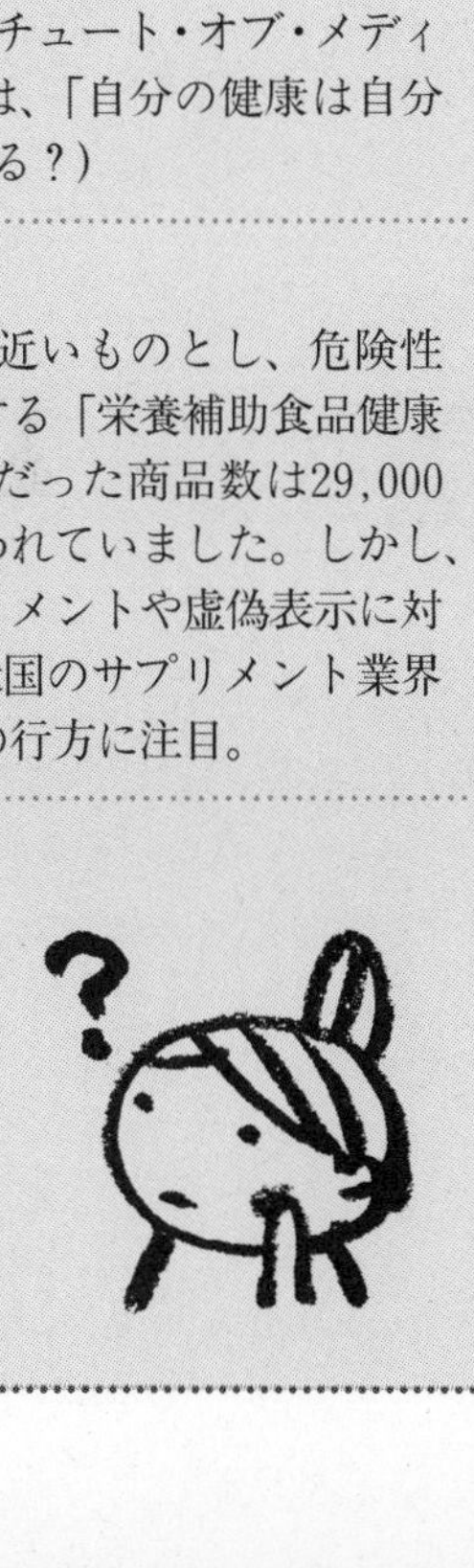

（構成・文　岡田直子）

ビタミン ミネラル
サプリメントの基礎知識

監修・佐藤 務
（稲毛病院整形外科・健康支援科部長）

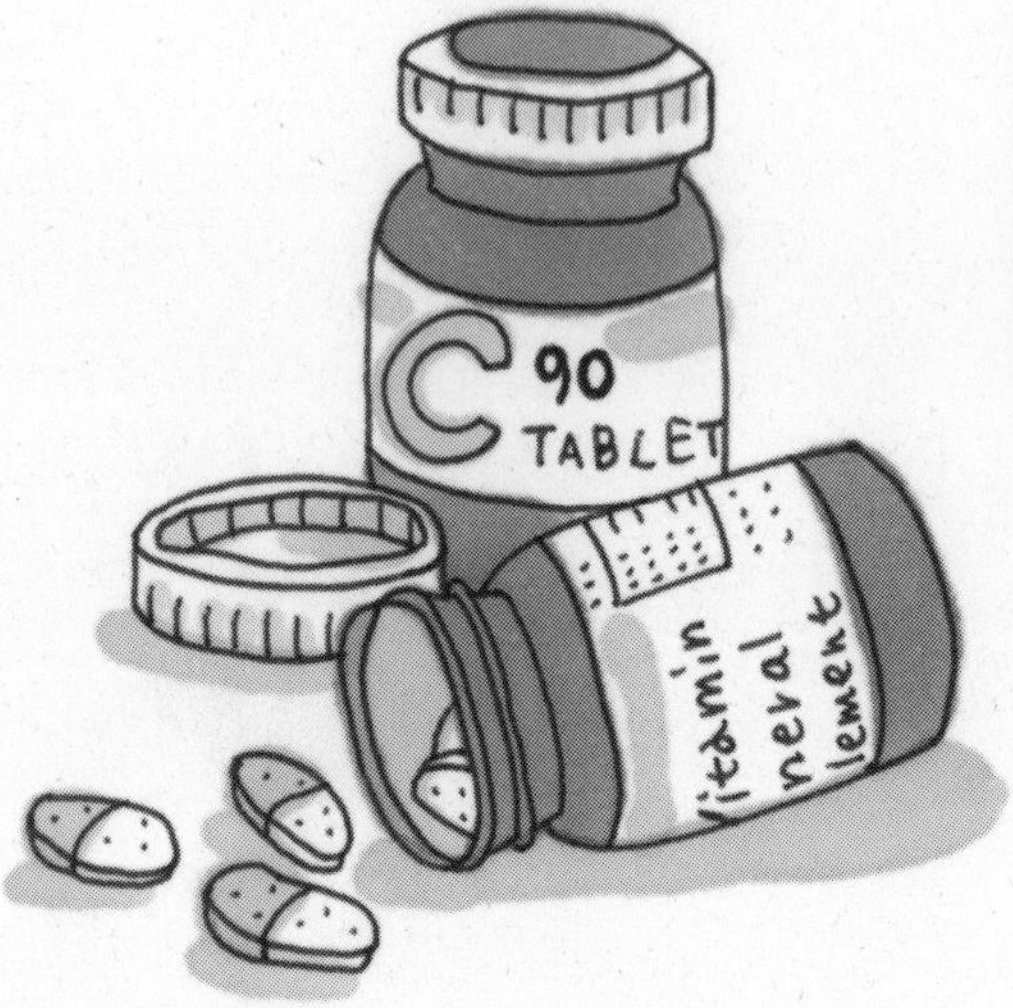

わかっているようで、もう一つ頭に入らないビタミンとミネラル。
もう一度復習、整理をして、有効で正しいサプリメントの
利用法を日常生活の中で活用してみませんか。
ビタミン、ミネラルはどのような食品から摂ればよいのか？
不足や過剰でどうなるのか？　なぜ必要なのか？
優先順位は？　スッキリ理解をしたい方のために、
編集部がまとめました。もっとくわしく知りたい方は、
『ビタミン外来』で有名な、佐藤務先生の
『サプリメント・マニュアル』（光文社刊）他、
先生の著作をご覧下さい。
本書巻末、本の通販でも紹介しています。

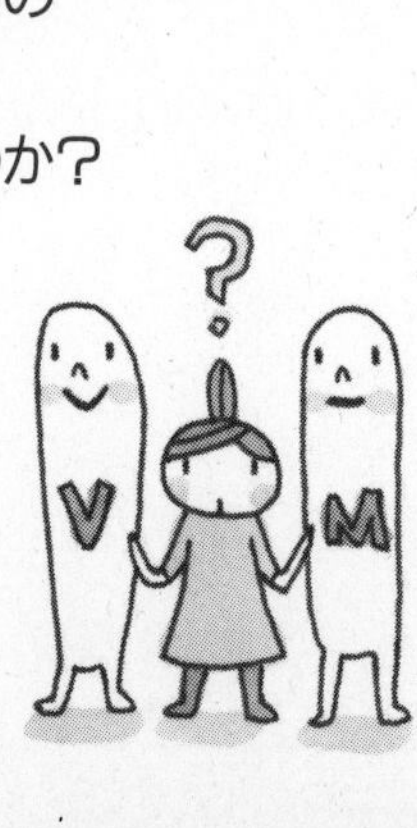

ビタミンとは?

体内の約1000種類の※酵素を活性化することで、たんぱく質、炭水化物、脂肪の三大栄養素の代謝促進を行い、同時にすべての臓器の恒常性を保つこと。

※酵素(エンザイム)=生体内で営まれる化学反応に、触媒として作用する高分子物質。生体内で物質代謝に関与する。

また、本来ならば必要なビタミンは、すべて食事でまかなうことが理想です。が、現代食だけではカロリー代謝に見合うビタミンが得られていないのが現状であるため、サプリメントという、頭で考えて摂取する食品が不可欠となっています。

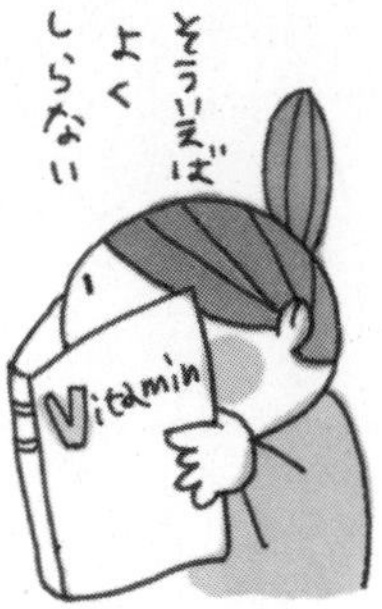

ビタミンの特徴

ビタミンは全部で13種類あり、実はエネルギーや体の細胞を作るという代謝は、すべてのビタミンが揃っているところまでしか行えないのです。一つのビタミンが1しかなく、他のビタミンが10以上あっても、一番低い1しかないビタミンのレベルしか、他のビタミンは利用できません。

総合的なマルチビタミンという形で、まんべんなく13種類のビタミンの補給をした上で特に不足する栄養素を、個別のビタミンでトッピングする摂り方が、正しい栄養補助になるのです。

先進国の現代食はカロリーが十分に摂れているのに、副栄養素であるビタミン、ミネラル類が不足しているため、その「現代版栄養失調」状態が、肥満として表われます。

栄養価と水分補給

私たちが日常的に食べている食品や食材の栄養分は、年々失われてきました。特にビタミンやミネラルなどの副栄養素が大量に減少しています。理由は、農薬、化学肥料の多投入、土地の酸性化などの土壌劣化が原因と考えられます。また、食品の加工によるビタミン、ミネラルの栄養価の損失という問題もあります。食品は加工せず、できるだけナマに近い形で食べるようにしたいものです。もう一つ、加工や調味料が必要なものは、なるべく和風を中心にすることも大切です。欧米系の調味料を避け、砂糖や塩も未精製の天然のビタミン、ミネラルを含むものを使うとよいでしょう。

理想的な水分補給はお茶です。中でも抹茶はビタミンとミネラルのバランスがよく、理想的な飲み物です。麦茶はコーヒーと同じくビタミンがほとんど入っていないので、できれば他のお茶に。またスポーツドリンクは日常的に飲むのは禁物です。

和食で健康に

和食は世界一の健康食。穀物と豆類

からはたんぱく質と炭水化物。海の幸からは動物性たんぱくやＥＰＡ・ＤＨＡのオメガ3系の脂肪とミネラルを、野菜・果物類からはビタミン、ミネラルやファイバー（繊維質）を摂取してきました。また納豆菌などの微生物を上手に利用し、味噌、醤油、酢などの発酵食品も日常的に取り入れています。

　どんな動物も、生きてゆくために最低限必要な生命代謝が2種類あり、どちらが欠けても生物は生命保持ができません。一つが、エネルギー代謝で、もう一つが新陳代謝（古い細胞を新しく作り出すシステム）です。

ビタミンの重要性

　新陳代謝の主材料は、たんぱく質、ビタミン、ミネラルです。髪の毛、爪、肌、筋肉も骨も、臓器、血液、ホルモンも、この3種類の栄養素が作ります。

　エネルギー代謝は、炭水化物（糖質）とビタミンが主材料です。私たちの体の各細胞には、ブドウ糖をビタミンを使って燃焼させ、エネルギーに変える解糖系というシステムが備わっているのです。この新陳代謝とエネルギー代謝の両方に関わっている唯一の主材料はビタミンです。このビタミンは、ほとんどが食べ物を通じて、外部から摂らねばなりません。つまり、三大栄養素の糖質（炭水化物）、脂質、たんぱく質（プロテイン）の摂取と、ビタミンの確保こそが不可欠なのです。

ミネラルとは？

　動物や植物の生命体は、さまざまな元素で作られています。これらの元素の中で酸素や窒素など、その生命体の大半を占める元素を「主要元素」と呼び、それ以外の元素を「ミネラル」といいます。

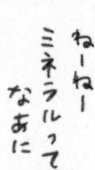

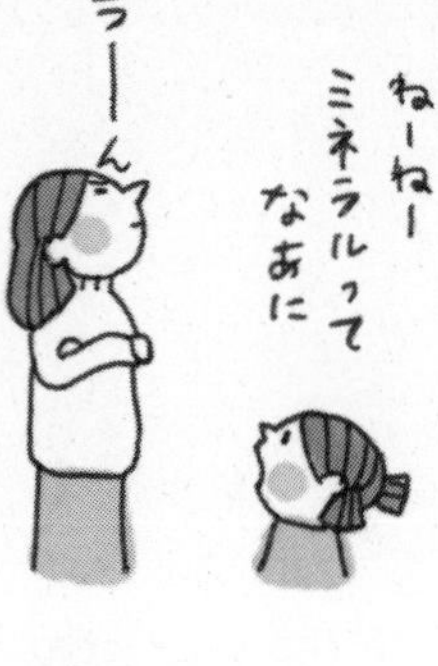

　ミネラルは生命体の中に微量しか存在しないことから「生体微量元素」ともいわれています。

主なミネラル

　人間の場合、主要元素は、酸素、炭素、水素、窒素などで、人体の97％前後を占めます。残り3％がミネラルです。ミネラルの中でも比較的多く存在する元素が、ナトリウム（Na）、カリウム（K）、塩素（Cl）、カルシウム（Ca）、マグネシウム（Mg）、リン（P）、硫黄（S）の7種類で、これらを「準主要元素」と呼びます。

　また、リンを除いた6種類は、1日に100mg以上の摂取が必要とされていることから「主要ミネラル」とも呼ばれています。

5大栄養素とは？

　これに対し、100mg以下の元素が「微量ミネラル」で、これらのミネラルの中で必須栄養素として評価が確立しているのは、鉄（Fe）、亜鉛

(Zn)、銅(Cu)、マンガン(Mu)、コバルト(Co)、クロム(Cr)、ヨウ素(I)、モリブデン(Mo)、セレン(Se)の9種類です。

ミネラルはビタミンと共に、体内の重要な調節機能を果たしており、脂質、糖質、たんぱく質の3大栄養素に、ビタミンとミネラルを加え、5大栄養素の一つと数えられています。

ミネラルの生理機能

1．歯や骨格など、人体を構成する材料となる。(カルシウムやリンなど)

2．体の発育や代謝などを司るホルモンの成分になる。(亜鉛やヨウ素など)

3．細胞内外の体液のイオンとして働く。(ナトリウムやカリウムなど)

その他最近注目されている生理機能として、ミネラルのイオンとしての働きがあります。

ミネラルの注意点

人体には60兆個以上の細胞があり、その一つ一つの細胞に体液が含まれています。この体液の中で、栄養分の補給や老廃物の交換などが行われており、ミネラルがイオンとしてこれらの生理機能でさまざまな働きをしているのです。最近の研究では、この細胞内のミネラルと細胞外のミネラルのバランスが崩れると疲労の原因となることが明らかにされています。

ミネラルを含んでいない食品はありませんが、ミネラルの種類によっては、普段の食事の中で、野菜や魚、肉などから十分に摂取できるものと、カルシウムや鉄分などのように意識的に食品を選ばないと欠乏症になりやすいものとがあります。また、ナトリウムやカリウムのように、摂り方をコントロールして、ミネラル間のバランスをとる必要のあるものもあり、ナトリウムについては、摂り過ぎによる過剰症への危険があるものもありますので、注意が必要となります。

サプリメント活用の優先順位

重要度の高い順から3つのグループに分けることができます。

1．生命代謝に不可欠な必須栄養素で、ボディ&エネルギーメイク(新陳代謝とエネルギー代謝)に関わるサプリメント。ビタミン、ミネラル、プロテイン(たんぱく質)です。

2．生命及び健康維持に不可欠な必須栄養素(ヘルス・キープ・サプリメント)で、レシチン(※)、EPA・DHA、ファイバー(食物繊維)の3種類があります。

※レシチン=代表的なリン物質の一つ。物質、植物、酵母、カビ類に広く分布。

3．最後がハーブ類やその他特定機能性食品などのヘルス・エイド・サプリメント(健康補助)です。(ハーブ類のサプリメントは日本ではまだ安全度分類がありませんので、摂取するときは注意が必要です。)

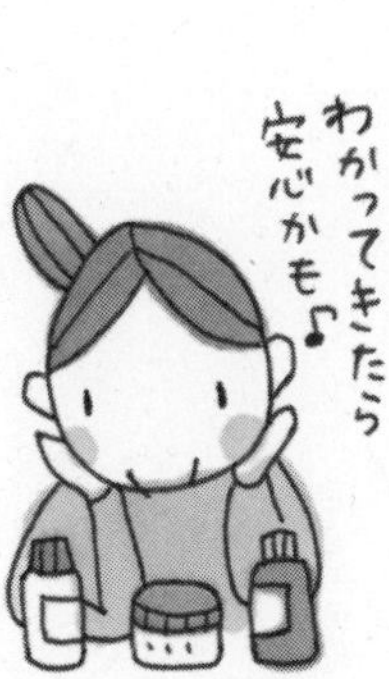

ビタミンの働きと多く含まれている食品

過剰摂取や欠乏するとどうなる？ビタミンがよくわかる

は脂溶性ビタミン
は水溶性ビタミン

ビタミンA

皮膚や粘膜、目の働きをよくしガンを予防します。動物性食品に含まれているレチノールと、体内でビタミンAに変わるベータカロチンの２種類があります。抗酸化作用がより強いのは緑黄色野菜のベータカロチン。摂取過剰は頭痛、嘔吐、下痢、脱毛のおそれ。慢性では肝臓のはれ。妊娠中は大量服用にご注意ください。**【ビタミンAを多く含む食品：レバー類、うなぎの蒲焼、アナゴ、卵黄など。緑黄色野菜（ベータカロチン）。】**

ビタミンD

丈夫な骨や歯を作り、骨粗鬆症、ガン、風邪を予防します。太陽のビタミンと呼ばれ紫外線に当たると皮膚で合成されるビタミン。６歳までの幼児はしっかり補給をして下さい。欠乏症は「くる病」や骨軟化症。過剰症になることもあり、カルシウムとのバランスが崩れると動脈硬化の原因にも。**【ビタミンDを多く含む食品：イワシ、サンマなどの魚類にはビタミンD３。キノコ類に多くあるのがビタミンD２。】**

ビタミンE

生活習慣病や老化予防、更年期障害の改善に有効。ビタミンEは、ビタミンの中でも最も抗酸化作用が強いことで知られています。血行をスムーズにしたり、冷え性、肩こり、頭痛等の改善にも効果的。脂溶性のビタミンですが、過剰症の心配はほとんどなくビタミンA、Cと一緒に摂取するとより効果を発揮します。**【ビタミンEを多く含む食品：落花生などナッツ類、タラコ、ホタルイカ、カボチャ、ホウレンソウなど。】**

ビタミンK

妊娠・授乳の女性に必須。血液の凝固を促進し骨の健康を維持します。ビタミンDとKは、骨粗鬆症の予防には欠かせないビタミン。新生児はシロップで補給。大人にはマルチビタミンのサプリメントが最適。欠乏すると鼻血が出やすくなり出血が止まりにくくなります。骨がもろくなることも。過剰症の心配は小。**【ビタミンKを多く含む食品：小松菜、春菊、パセリ、シソ、ホウレンソウ、納豆、卵黄、魚の肝油など。】**

ビタミンB_1

成長の促進、糖質の燃焼に必須の精神のビタミン。ごはんやパンなどの糖質が体内で分解されるときに欠かせません。不足すると乳酸など疲労物質がたまりやすくなり、全身の倦怠感や疲労感が強くなります。糖質は脳のエネルギー源のため、Ｂ１の不足は影響が出ます。イライラ、怒り、うつ、不安などが起こります。**【ビタミンB１を多く含む食品：玄米や未精製の穀類。牛肉、豚肉、豆類、ウナギ、落花生、枝豆など。】**

ビタミンB_2

発育を促進し生殖機能を高めます。美肌のビタミン。ガンを予防し、コレステロールの上昇を抑えます。抗酸化剤の役割を持ち、活性酸素を減らします。Ｂ２は熱や酸に弱いので調理に注意。Ｂ２を摂った後に多量の水を飲まない点にも要注意。不足すると成長に障害が。摂りすぎるとかゆみ等が。**【ビタミンB２を多く含む食品：鶏肉、サバ、サンマ、タラコ、牛乳、チーズ、ブロッコリー、ホウレンソウ、納豆、豚肉など。】**

ビタミンB6

神経障害の予防、抗老化物質の合成促進に効果。喘息の原因であるヒスタミンを減らし、動脈硬化の発生を防ぐ働きも。たんぱく質の代謝に不可欠のビタミン。また、神経伝達物質の合成や、免疫機能の正常を維持する上でも重要です。不足すると記憶力が低下し、物忘れが激しくなります。**【ビタミンＢ６を多く含む食品：バナナ、さつまいも、卵、大豆、玄米、クルミ、牛肉、鶏肉、マグロ、鮭、サンマ、イワシなど。】**

ビタミンB12

貧血を予防し丈夫な神経を維持し、集中力や記憶力を高めます。水溶性で造血のビタミンともいわれ、葉酸と協力し赤血球のヘモグロビンの合成を助け、悪性貧血を予防する働きが。不足すると物忘れ、疲労、平衡感覚障害、腕や足のしびれ、刺すような痛みが。動物性食品に多く60歳以上にもおすすめ。**【ビタミンB12を多く含む食品：アサリ、カキ、シジミ、イクラ、サンマ、ニシン、タラバガニ、鮭、マグロなど。】**

ナイアシン（B3）

血行を改善し、脳神経の働きを高め、気管支炎や喘息を予防。心筋梗塞を防ぎ、悪玉コレステロールを減らし善玉を増やします。コレステロールの濃度が改善されると、ナイアシンのサプリメントを摂った場合、かゆみ、頭痛、悪心、下痢などの症状が表われることも。ナイアシンは喘息のゼーゼーを起こりにくくします。**【ナイアシンを多く含む食品：カツオ、マグロなどの魚類、レバー、緑黄色野菜、米ヌカなど。】**

パントテン酸

抗生物質の副作用、毒性を減らす。傷の治りをよくし、疲労を防ぐ。免疫力を強化し、自律神経の働きを高めます。水溶性のビタミンでB群の仲間、パントテン酸は様々な抗生物質の副作用から体を守ってくれます。不足すると、皮膚炎や足に焼けるような痛みを感じますが、欠乏症の心配はほとんどありません。**【パントテン酸を多く含む食品：鮭、イワシなどの魚類、大豆やピーナツ、精製されてない穀類など。】**

葉酸

脳や脊髄の先天異常、肺ガン、直腸ガン、子宮頸ガンを予防。体内にある約20種類の酵素と協力し、ＤＮＡの合成や細胞分裂を助ける働きをします。乳幼児に葉酸は欠かせません。葉酸が不足すると、脳や脊髄の先天異常や発育不全が起こる可能性が高まりますが通常は不足の心配はありません。**【葉酸を多く含む食品：白インゲン豆、うずら豆、ホウレンソウ、ブロッコリー、オクラ、ジャガイモ、牛レバーなど。】**

ビオチン（ビタミンH）

ビタミンB群の仲間です。脂肪酸やアミノ酸の代謝を助け、皮膚や神経組織、甲状腺や生殖器官の機能を正常に保ちます。不足すると疲れやすくなり、湿疹や肌荒れ、抜け毛、白髪など皮膚や髪の異常が起こります。食事で摂取できるため欠乏症の心配はいりませんが、生卵をよく食べる人はビオチンが不足気味になります。**【ビオチンを多く含む食品：ビール酵母、大麦、大豆、ピーナツ、牛乳、トウモロコシなど。】**

ビタミンC

風邪や貧血を防ぎ、肌のトラブルも解消。老化予防、ストレス解消、ガンを防ぐなど多岐にわたる働きがあり、免疫力を高めます。不足すると出血しやすくなり、肌が張りを失い、ウイルスが侵入しやすくなります。過剰摂取は下痢、嘔吐、頻尿などに。水溶性のため体内に蓄積しません。**【ビタミンCを多く含む食品：柑橘類やアセロラ、キウイなどの果物、ブロッコリー、ピーマン、小松菜、ホウレンソウなど。】**

ミネラルを含む食品とその働き

	●ミネラル名●	●主な働き●	●含まれている食品●
準主要元素	カルシウム (Ca)	筋肉の緊張と収縮に大切な働きをして、丈夫な骨を維持します。	チーズ、ヨーグルト、ブロッコリー
	ナトリウム (Na)	体内の水分量を一定にして、筋肉や神経の働きを助けます。	エビ、カニ、ピクルス
	カリウム (K)	血圧を下げ、ナトリウムの排出を促進します。	プルーン、バナナ、ホウレンソウ
	マグネシウム (Mg)	血液中のカルシウムの働きを助け、心臓病を予防します。	玄米、アボガド、タラ
	リン (P)	成長と体の修復を助け、脂肪と炭水化物の代謝を促進します。	オヒョウ（カレイ科の硬骨魚)、サケ
	塩素 (Cl)	肝臓の機能を助け、体内の老廃物除去を促進します。	食塩、オリーブ、海藻
	硫黄 (S)	基礎代謝を助け、細菌感染の抵抗力を高めます。	肉類、魚肉
微量元素	鉄 (Fe)	病気に対する抵抗力を高め、ビタミンの代謝を助けます。	レバー類、干ヒジキ、ハマグリ
	亜鉛 (Zn)	男性の生殖機能を高め、新陳代謝を促進します。	牡蠣（かき)、タラコ、アーモンド
	銅 (Cu)	免疫システムの障害や、高血圧を予防します。	豆類、グリーンピース、プルーン
	マンガン (Mn)	抗酸化物質として働き、糖分の代謝を助けます。	ナッツ類、緑色野菜
	コバルト (Co)	赤血球細胞に不可欠で、貧血を防ぎます。	肉、レバー、アサリ
	クロム (Cr)	成長を促進し、高すぎる血圧を下げます。	ビール酵母、小麦胚芽、鶏肉
	ヨウ素 (I)	余分な脂肪を燃焼させ、正常な成長を促進します。	タマネギ、魚介類、海藻
	モリブデン (Mo)	低い尿酸値を高くし、エネルギー生成を促進します。	さや豆類、濃緑色野菜
	セレン (Se)	免疫システムの機能を高め、毒性のある物質を排除します。	タマネギ、トマト、レバー

(構成・文　柴田敬三)

あなたの摂っている健康食品は?

今、様々な健康食品が巷にあふれています。
あらためて、あなたが目にし耳にした、また摂ったことのある
健康食品について、チェックしてみませんか?
主に天然の素材を生かした健康食品をピックアップし、
その素材や効能を簡単にまとめてみました。
もしかしたら、あなたにピッタリと合った健康食品が、
この中から見つかるかもしれません。

監修・生田 哲
（薬学博士）

あ アガリクス

ブラジル産のキノコ。アガリクス茸《たけ》のことです。β《ベータ》グルガンと呼ばれる多糖体などの有効成分を多く含み、免疫担当細胞の働きを活発にすることで体が本来持っている抵抗力をアップ。抗がん作用もあるとみられていて臨床の事例が報告されています。また、糖尿病などの生活習慣病にもいいとされています。

い イチョウ葉エキス

イチョウは「生きた化石」といわれるほど生命力の強い植物。その葉から抽出したエキスは、頭をスッキリさせて眠気を覚まし、記憶力を高め、老化防止の効果が認められています。フラボノイド、ギンコライド、ビロバライド等の成分には、活性酸素を除去する抗酸化作用もあります。

う ウコン

ショウガ科の植物。切り口が鮮やかな黄色で、カレー粉の原料となる秋ウコンのことを通称「ウコン」と呼ぶ場合があります。秋ウコンに多く含まれる色素成分のクルクミンは、各種がんに対する予防効果が確認されています。強い抗酸化作用や解毒作用があり、生活習慣病の予防に効果があります。またアルコールの分解も早めます。

う 海ヘビエキス

沖縄の海に生息するエラブウミヘビという海ヘビから抽出した貴重な油。これに含まれている「EPA・DHA」が、血流をよくし、脳と目の網膜に集中的に取り込まれることで脳細胞の働きを活性化します。また海ヘビの毒の成分が微量ながら含まれていて生体活動を活性化すると考えられています。自律神経失調症や更年期障害にも効果があるといわれています。

え エキナセア

北米原産のキク科の多年草で、アメリカで人気の高いハーブです。免疫力を高める働きがあり、風邪や膀胱炎などの尿路感染症やインフルエンザの予防に有効です。カンジダ症、前立腺炎、リウマチなどの予防にも使われます。特に、風邪やインフルエンザの引き始めに摂ることで効果が得られます。

え エゾウコギ

シベリアや中国東北部、北海道などに自生します。中国では昔より強壮やリウマチを治療する漢方薬として利用されてきました。主成分はエレウテロコックスと呼ばれる物質で、疲労を取り除き持久力を高めることで運動能力をアップさせます。またβエンドルフィンの作用によってストレスをあまり感じなくさせます。

お オオヒレアザミ

ヨーロッパに自生するキク科の二年草。古くよりその薬効は知られてきました。種子の成分シリマリンに多くのフラボノイド類が含まれていて肝細胞の保護、機能向上や再生の促進、解毒作用を高進させる働きがあります。ヨーロッパでは慢性肝炎や肝硬変などの肝臓疾患の治療薬に使われています。

お オリゴ糖

腸にいい甘み成分。胃腸で消化・分解されにくい難消化性オリゴ糖は、大腸にそのまま到着してビフィズス菌などの善玉菌の餌《えさ》となり、増殖させる働きがあります。便秘を改善する効果が高く、排便のにおいを減らすこともできます。

か ガーリック

古代エジプトから強壮に用いられてきたニンニクのエキスです。臭みの成分であるアリシンはビタミンB_1の吸収を促進するほか、抗酸化作用や殺菌、保温、食欲増進などの作用があります。スコルジンという成分は強壮効果があるほか、血圧を低下させ、悪玉コレステロールを減らす作用があるとされています。

か カテキン

緑茶の渋み成分。ファイトケミカルであり、ポリフェノール類に属します。抗酸化力が強く、体脂肪を減らす作用にも注目が集まっています。また、お茶を多く飲む地域では、胃がんの発生率が低いことが知られており、がんの予防と転移を防ぐ効果が期待されています。

か カモミール

ヨーロッパ産のキク科食物で、医療用ハーブとして古い歴史を持っています。興奮を鎮《しず》める鎮静作用、眠りを促す催眠作用というリラックス効果があります。腹痛を和らげて下痢や便秘を改善します。また、かぜの初期症状である喉《のど》や鼻の痛みに効果的です。

か ガルシニア

東南アジアから南アジアに自生する植物ガルシニア・カンボジアから抽出したエキス。果皮に含まれるヒドロキシクエン酸（HCA）は、余分な脂肪がたまるのを予防し、余った糖が間接的に満腹中枢を刺激して食欲を自然に調節してくれます。コレステロールを下げる作用や血圧降下作用も指摘されています。

き キダチアロエ

寒さに強く、日本でも最も広く栽培されているアロエです。一般に「医者いらず」との愛称で呼ばれているのはこの品種です。葉肉からの粘液をやけど治療などに使うほか、丸ごと食べると、薬用成分のアロインの働きでお通じが良くなります。

き キチン・キトサン

カニやエビの殻《から》、イカの軟骨、昆虫の外皮などに含まれる動物性の繊維。食事に含まれる脂肪を吸着して、便と一緒に排出されるためダイエット効果もあります。コレステロール値や血圧を低下させる作用を持ちます。1週間程度飲み続けると腸内の悪玉菌が減るというデータもあります。その他、慢性腎不全に伴う症状への効果が示されています。

き キノコ類

キノコ類にはがんの転移を抑制する効果の認められているものがあります。例えば、ヒメマツタケの有効成分のβグルカンは、マクロファージ、B細胞、キラーT細胞などを活性化し、がん細胞を撃退すると理解されています。シメジ、エノキダケ、マツタケなどにも含まれていて同様な効果が期待できます。

く クマ笹エキス

クマ笹は山林中に自生する笹の一種。古くからやけどや切り傷の治療に使われて来ました。クロロフィル（葉緑素）や多糖類のバンフォリン、各種ビタミン・ミネラルを含みます。そのエキスには抗菌作用や免疫力を高める作用があるとされています。

く クロレラ

淡水産の藻《も》の一種。繁殖速度が速く強力な生命力をもっています。たんぱく質やアミノ酸、ビタミン類やミネラル類が豊富に含まれていて、栄養補給源として優れた作用を持ちます。新陳代謝を活発化し、疾病予防や治療の効果を高めます。藻の一種であるため、クロロフィル（葉緑素）も豊富に含まれています。クロロフィルには抗酸化作用があるので、生活習慣病の予防効果も期待できます。

こ コラーゲン

体の主要な構成要素。関節のスムーズな動きや、美容と美肌目的で利用されています。コラーゲンの合成にはビタミンCが必要なので、一緒に摂りましょう。なお、肌に塗っても吸収されませんが、保湿力は高まります。

さ サメ軟骨

血管新生を抑制する、つまりがん細胞が増殖のため周りに血管を作るのを抑えるとされています。また、がんの転移などに関与するメタロプロテアーゼの働きを抑制します。この二つのメカニズムで抗がん作用を発揮すると言われています。

し シソの葉エキス

花粉症などのアレルギー症状を抑えます。シソの葉に含まれるポリフェノールが、鼻水やくしゃみを引き起こすアレルギー物質のヒスタミン、鼻づまりの原因となるアレルギー物質のロイトコリエンの生成を、同時に抑えます。アレルギーの症状が出る2～3週間前から、症状に合わせて継続して飲みましょう。

す スピルリナ

食用藻の一種であり、たんぱく質、ビタミン類、鉄分といった栄養素が豊富に含まれています。また、鉄分は、ヒトの体内にも吸収され利用されます。またビタミンB群も豊富です。クロロフィル（葉緑素）も豊富に含まれていて、抗酸化作用があるので、生活習慣病の予防効果も期待できます。

た 大豆イソフラボン

大豆に含まれるフラボノイドの一種。弱いながら女性ホルモンのような作用があるため、女性ホルモン不足で生じる更年期障害を緩和できます。一方で、女性ホルモンが過剰なときにはその働きを抑制する働きもあり、乳がんの予防効果も報告されています。その他、骨粗鬆症、高血圧症、乳がん、動脈硬化の予防などの効果もあります。

て DHA・EPA

ＤＨＡとはドコサヘキサエン酸、ＥＰＡはエイコサペンタエン酸のことです。ともに、いわし、さば、さんまなど青魚の油（魚油）に多く含まれる成分で、血液をサラサラにして動脈硬化を防ぎます。高脂血症の改善、血栓溶解作用、高血圧の予防、またアトピー性皮膚炎や花粉症などのアレルギー症状を改善するなど幅広い効用があるとみられています。特にＤＨＡは、胎児や乳幼児の脳の発達、記憶や学習能力の改善、痴呆の予防にも効果的です。

に 乳酸菌

発酵で乳酸を作る細菌の総称。ビフィズス菌やアシドフィルス菌が代表的なものです。便通や便臭の改善という整腸作用のほか、免疫力の向上、抗がん作用、アレルギー抑制、アトピー性皮膚炎の症状軽減など、幅広い効果が報告されています。種類によって効果が異なりますので御注意ください。

ひ ビール酵母

ビールの醸造に利用される酵母を乾燥させたもの。食物繊維、ビタミンB群を含み、ミネラルやカリウムやカルシウムが多く、亜鉛、マンガン、クロム、セレンなど日常生活で不足しがちのマイナー・ミネラルも豊富です。成分の一つグルタチオンはアルコールの分解を促進して肝臓の働きを助けます。

ふ ブルーベリー

有効成分となるアントシアニンは、ものを見るときには欠かせないたんぱく質のロドプシンを合成する反応を助けるため、疲れ目の回復には即効性があります。また、夜間でも目がよく見えるようになる、視野が広がる、毛細血管が強くなる、抗酸化剤としても期待されています。

ふ プルーン

セイヨウスモモを、乾燥させたものです。鉄分、亜鉛などの各種ミネラルやビタミンA、B_1などのビタミン、食物繊維が豊富で、便秘対策や鉄分補給として人気があります。鉄分を助けるビタミンCも豊富に含まれているので、鉄分の吸収率が高いです。

ふ プロポリス

ハチが作る「天然の抗生物質」と呼ばれる通り、抗菌、抗ウイルス、抗潰瘍、抗炎症、抗アレルギー、免疫力向上、抗酸化、抗がんなど、その効能は多岐にわたっています。風邪、口内炎、水虫、歯の痛みなどにも効果があります。原産地によって由来する植物成分が異なり、ブラジル産のものは抗腫瘍活性が際立っています。

ま マカ

ペルー原産の食用の根菜でインカ文明の時代から薬草として親しまれ、基礎体力の維持、疲労回復、滋養強壮などに使われてきました。近年は精力アップ効果で認知度を上げました。そのほか、不妊症や更年期障害、冷え、月経不順、肌荒れなどホルモンバランスの乱れからくる不調全般を改善します。

め メシマコブ

キノコの一種で、桑の木に寄生します。抗がん作用や抗ウイルス作用、免疫力向上などの効能があるとみられています。がんを攻撃する力は抗がん剤よりは弱いのですが、徐々に体の免疫力を高めて、がんを抑え、副作用もないことが大きな特徴です。

れ 霊芝

広葉樹の枯木などに生えるサルノコシカケ科の珍しいキノコです。中国では仙人草や神仙草と呼ばれて珍重されてきました。多糖類のβ《ベータ》グルカンを豊富に含み、滋養強壮のほか、がんの予防や治療効果、免疫力を高める作用、高血圧や糖尿病、高脂血症といった生活習慣病の予防や改善、メラニン合成抑制作用など幅広い効用があるのではないかとみられています。

ろ ローヤルゼリー

ミツバチの女王バチが成長するためのエサ。たんぱく質が多いほか、果糖やブドウ糖、脂肪、ビタミン、ミネラルなどが広く含まれます。免疫力の向上、アレルギーの抑制、抗菌作用、コレステロールや中性脂肪の低下、血圧降下などの作用があげられます。

（構成・文　久保寺岳）

エッセイ

P. 132

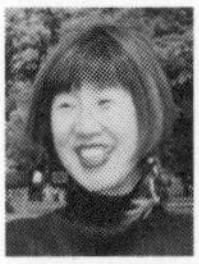

Kenko Minami

南 研子（熱帯森林保護団体代表）

「アマゾン、インディオからの癒し　連載　第6回」

シンプルだけど幸せなインディオの人々

女子美術大学卒業。1989年アマゾンの熱帯森林保護団体を設立。2004年8月まで19回に渡りアマゾンのジャングルで先住民と共に毎年3か月間以上暮らし支援活動を展開。著書に『アマゾン、インディオからの伝言』（ほんの木）がある。

P. 142

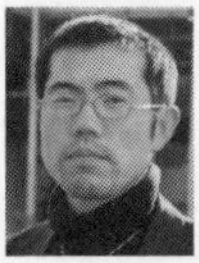

Yasushi Ogawa

小川 康（チベット医学暦法大学生・薬剤師）

「チベット医学童話　連載　第6回」

「タナトゥク」インド・ダラムサラより

東北大学薬学部卒業。薬剤師。薬草会社等に勤務後、1999年よりインド・ダラムサラにてチベット語・医学の勉強に取り組む。2000年、チベット医学暦法大学メンツィーカン受験。外国人として初めて合格。元自然観察インストラクター。

連載 第6回

シンプルだけど幸せなインディオの人々

これだけ文明が進歩していても人は不安を抱き、未来を憂う。それに比べてアマゾン、インディオの人々には、不安という気持ちがないように思える。第19回目のアマゾン訪問から、その違いを考えてみたい。

南 研子
（熱帯森林保護団体代表）

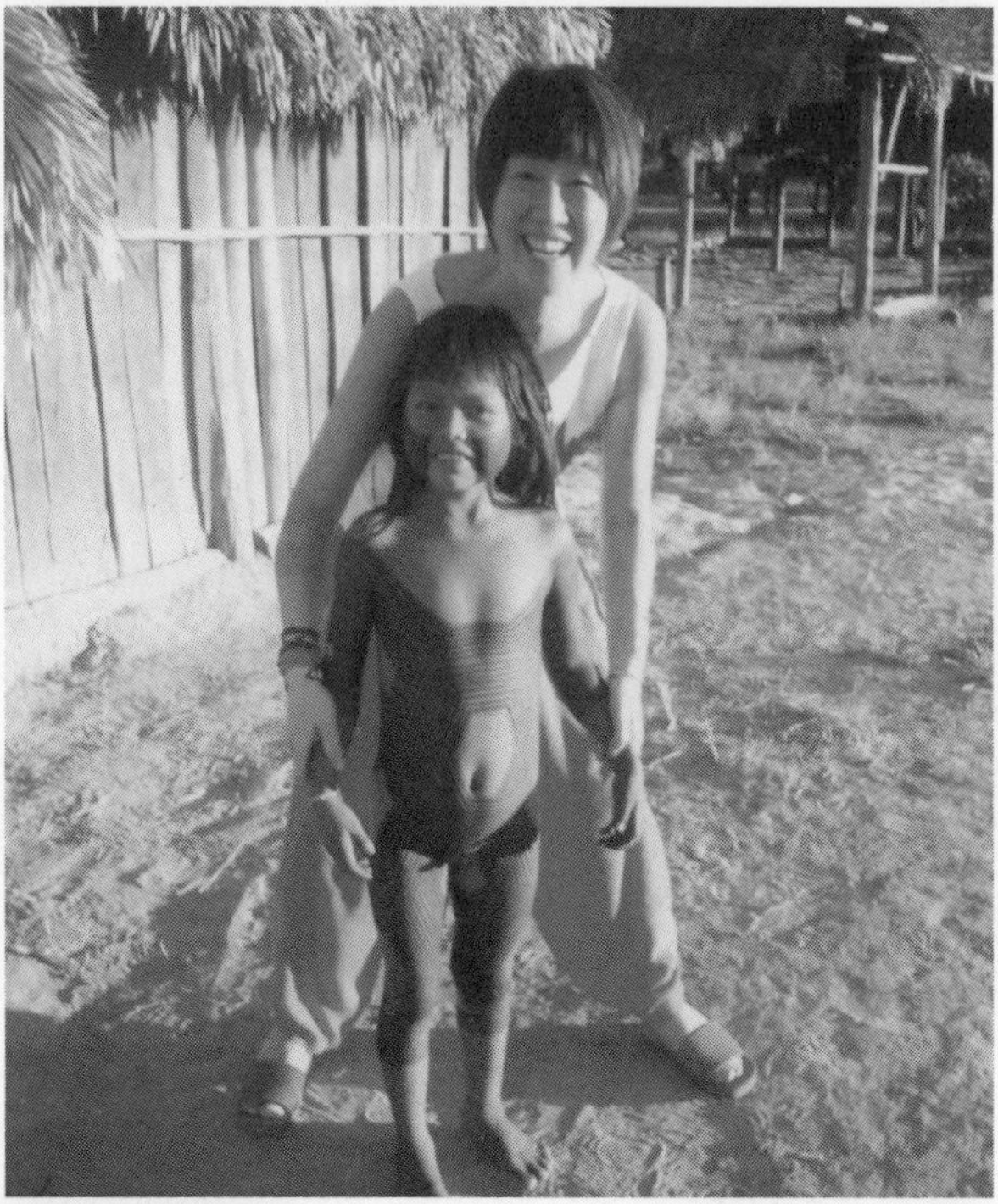
南研子さんとインディオの少女。

アマゾン、インディオからの癒し

みなみけんこ
女子美術大学卒業。1989年イギリスの歌手スティングがアマゾンを守ろうというワールド・キャンペーン・ツアーを行い、日本を訪問した。その際、同行したのが縁で、同年５月「熱帯森林保護団体」を設立、活動を開始。ブラジルでの1992年世界先住民族会議を機会にその後、2004年８月まで19回に渡りアマゾンのジャングルで先住民と共に、毎年３カ月間以上暮らし支援活動を展開。現在、熱帯森林保護団体代表。著書に『アマゾン、インディオからの伝言』（ほんの木）がある。

エッセイ アマゾン インディオからの癒し

2004年という年は、我が人生の内で結構しんどい年だった。精神的にダメージを受けた出来事として、4月に長年共にアマゾン支援活動を行なってきたインディオの人たちを、いっぺんに12人も交通事故で失った。どんな事業でも人がいなければ実施出来ない。植林など目に見える支援事業は分かりやすいが、人を育てることは見えないだけに、居なくなった時にその人たちの偉大さに気付く。この事が原因かどうだかは定かではないが、肉体的にもかなり、色々ガタが出た。

子どもの頃は、とりたてて虚弱な体質ではなかったが、かといって丈夫というわけでもなかった。私は団塊の世代なので、ごちゃっと同世代が常にいる中で育った。小学生の時などは、教室が足りないので二部授業になり、午後から登校する日などは、近くの神社で遊びほうけ、学校に行く事を忘れた事が多々あった。

高校生になるまで、私は劣等感を抱えていたが、それは肉体的なものだった。中学に入学した時、身長が132センチメートルで、体重が22キログラム。とても小さく、周りからばかにされたくなかったので、勉強も運動にも頑張り、優等生の部類に入っていた。そんな私を母が見て「心配しなくて大丈夫よ。私だって子どものころ小さくて、突然成長したんだから」と言ったが、その通りに、15歳位からグングン身長も伸び、高校進学時には162センチメートルになり一安心した。劣等感が無くなると突然勉学の興味も薄れ、高校時代は世にいう不良仲間とつるんで、タバコを吸ったりジャズ喫茶にたむろしたりと精一杯ワルがっていた。

「強くなれ!」天からの声と受けとめた

大学卒業の年に結婚し、相手がちょっと変わり者だったので、対応しきれずに精神病院のお世話にもなった時期があったが、事故を除けばそうそう長患《わずら》いをしたことはない。悪い事は重なるとよくいわれるが、まさにそんな年もあった。20年近く前のことだが、車で那須まで温泉旅行に行き、その帰り道、運転手をふくむ4人が熟睡してしまった。気がついた時は救急車の中。私は前歯が数本折れ、右足が打撲、むち打ちと、盛り沢山の被害にあってしまい、その2カ月後、回復しつつある時期に、料理を作っている最中、前日に磨いだ包丁を右足親指の付け根に落とし、危うく指を切り落としそうになり、12針も縫《ぬ》うしまつだった。足の指は完治したが、この自動車事故の後遺症で、未だ右足はしびれが続き背骨の歪《ゆが》みに悩まされる。その数週間後には、今度は亭主殿が仕事の旅先で、血を吐き入院。この年は悪魔に魅入られたように、次々と大変な出来事が続出し、ホトホト疲れる年だったが、丁度つれあいが厄年だったので、妙に納得してしまった。

精神面でバランスを欠くと、たちまち肉体に影響する。12人の同志（インディオ）が旅立った事だけでも、私にとっては辛かったが、それに追い討ちをかけるような出来事が続いた。10年近く一緒にインディオ存続のための、文化保存記録プロジェクトを行なっていたブラジル人グループが、金と名誉に目が眩《くら》み私は彼らと決別せざるをえなくなった。仕事のパートナーであるパウロ（ブラジル人）とは、信頼関係を未だ保っていることが私にとっては唯一の救いだ。そして毎度のことながら、事業資金作りの大変さも2004年は半端ではなかった。プロジェクトを開始し、泥縄で金集めをする事はストレスがかかる。なりふり構わず駆けずり回ったが、これが自分の為だったらここまで出来なかっただろう。未来の平和なジャングルをイメージし、毎晩床についた。森が開発のために焼かれ、火だるまになって逃げまどうアリクイを目の当たりに見て、私は涙し、どうにか森を残せないものかと苦悩した。16年間のアマゾン支援が順調に進んでいただけに、2004年の仕事はずしっと重かった。しかし半分負け惜しみかもしれないが、全ての出来事は成るべくして成ると、私は思っているので、これも必然だったのだろう。「強くなれ！」と天からの声と受け止めた。

アマゾンから日本に戻って、たちまち肉体にこれらの影響が出始めた。まず目眩《めまい》。部屋中がぐるぐる回る。目をつぶっても同じ。これには参った。メニエール病だとやっかいだと思い、医者に行ってもはっきりした原因が分からず、極度のストレスという診断だった。おまけに更年期の症状が盛り沢山でてくる。

動悸《どうき》、発汗、肩凝り、不眠症。それでも寝込みはしなかったのは、仕事が忙しかったのが幸いしたのだろう。友人から人間ドックに入ることを勧められたが、そんなことしたら落ち込んでしまう。50年以上もこの肉体でやってきたのだから、どっかこっか故障があるのは当り前。私が寝ている間も、内臓さんたちは弛《ゆる》まず働いて下さっている。毎晩寝る前に、肉体さんに感謝の言葉はかけるが、それだけでは足りない時もある。

自然の恵みからだけで昔は十分だった

私は20年前からサプリメントのお世話になっている。毎日飲むわけではないが、ここで倒れるわけにはいかないと思った時などは続けて使用している。薬ではないので速効性を望むことはできないが、健康維持には大いに役立つ。それにつけても、サプリメントで栄養を補給しなければならない社会になった事がおかしい。自然の恵みからだけで昔は十分だった。それが大気汚染やら土壌汚染で人間が自分の首を絞《し》める結果になり、経済優先の論理に引きずられ、生物が命を自然に育む法則に介入した。当然そのツケは人類が払わねばならない。それにしても人類（この場合は大方が先進国に暮らす人種）とは何と阿呆な種《しゅ》なのだろうか。より快適で便利、そして効率、合理性を重んじ進歩発展を、貨幣制度が確立した物質文明社会で追求してきた。そのために人々は混んだ電車に乗り、職場へと急ぎストレスを抱え生きる。一人一人が幸せにこの星で暮らすための社会作りのはずが、現実は、資源争いで戦争になったり、個人の権利を守ることより、国家の尊厳を優先に考慮する傾向が強い。一番身近な集団の単位である家庭の崩壊が、私たちの国で多発し、親殺し、子殺しが新聞の記事をうめる。人間は皆顔が違うように、誰一人として同じではなく、生きるテンポも様々なはずなので、たとえ家族といえども他者の価値観を尊重しなければいけない。生活基盤のグループである家庭内で安心と平和が無くなったとしたら、人は思考回路の正常さが乱れる。突然寝込みを襲われ、殺された人は肉体が消失しても、この肉体を操縦していたエネルギー（魂と呼ぶ場合もある）は状況を把握出来ずに困ってしまい、宙に漂《ただよ》ってしまう。そんなエネルギーが巨大になると、一つのチャンネルができ、このチャンネルに何かの理由で合わせてしまうと思わぬ行動へと人はかき立てられてしまうのではないだろうか。

●心の病ほど切ないものはない

心の不安は多様性を帯び、解決策も多岐にわたり現代は選択肢がある。肉体的な病は西洋医学の分野で、製薬会社、医者、病院が過剰なまでにコミットしてくるし、東洋医学は、人類を生物の一種ととらえ、対症療法より根本的な改善を促進する治療を重視する。

そしてやっかいなものが、心の病だ。私も20代前半に精神病院通いをした経験があるのでよくわかる。たとえば頭痛になれば痛み止めを服用すれば治るが、心が病んだら、そう簡単にはいかない。風に飛ばされている風船のようにフラフラとあっちに行ったり、こっちに来たりと気持ちが落ち着かず、喜怒哀楽《きどあいらく》がかなり激しくなる。原因がはっきりした場合は比較的、治療もやりやすいが、その原因を見つけることにかなりの時間を費やさねばならない人が多い。ある精神科の病院での話しだが一人の入院患者が、自分の頭の中に1000匹の蟻《あり》が住んでいて、この蟻たちのせいで自分は異常者だと認識していた。毎朝看護婦さんが彼の耳に皿をあて蟻が耳の穴から出てくるのを待つ。どうも1日に1匹出て来るらしく、本人が今出たと言ったら、看護師さんは「本当1匹でてきたわ」と何も乗っていない皿を素早く持ち去る。999日が過ぎ、この患者は嬉しくて同室の患者に「明日1匹が僕の耳からでたら退院するんだ」と語ったところ、この話しを聞いた人が「蟻は卵を産むんだよ」と答えた。その日に彼は病院の屋上から飛び降り自殺した。この話しを聞いた時、私はひどく落ち込んだし、ショックを受けた。

心の病ほど切ないものはない。その人にしか感じられず、迷路であせって出口を見つけるようなもので、絶望と憔悴《しょうすい》、言い知れぬ孤独が心を支配する。自殺はこの世からの逃避であって、決して死にたいわけではない。ここまでの状態になると、なかなか集団で暮らしていくのが難しくなるので、人間は本能的にこの一線を越すことを回避する。気分転換のため、旅に出て目先を変えてみたり、スポーツに興じたり、アート的な時間を過し気持ちを緩め、心に余裕を取り戻す努力をする。恋愛も免疫力が高まるが、時として失恋というリスクが伴う。最近はアロマテラピーという香りによるリラックスが巷《ちまた》ではやっているが、その植物がアマゾンのジャングルで乱伐したものだったりすることがあるので私はあまり好きではない。社会生活を営む上でこれらの行為はそれなりの効果がありそうだ。

文明社会はあまりにも複雑化し細分化した

肉体面においても、病気になる前の予防策を考えることは大事で、ヨガ、呼吸法、サプリメントを飲む事など個々の体調に合わせ使用すればよいと思うが、最近は「転ばぬ先の杖《つえ》」的商法の情報が多すぎて、一体何を信じてよいかわからない時がある。サプリメントに頼り過ぎて、バランスを欠いた食生活をしている人がいるのではないか。あくまでもサブの食料としてサプリメントを考えるべきだと私は思う。

世界的な気象変動で食料不足の事態になったとする。栄養面においてはサプリメントで補えるかもしれないが、人間が食事をするという行為はやはり、食べ物の感触や冷温などを口の中で楽しみ、味わう満足感が重要だと考える。話しが私的になるが、我が家に犬（ダックス）がいるが、栄養のバランスを考えカラカラに乾燥したドッグフードを食べさせていたが、人間が食べている菓子類などをほしがる。私が子どもの頃飼っていた犬は、雑種で外の犬小屋にいて人間のお余りで、味噌汁などのぶっかけ飯を餌《えさ》として与えていた。それでもまあまあ長生きをしたものだ。ふとそんなことを思い出し、ある時から今いる子に残り野菜と煮干し、肉などを調味料無しで炒《いた》め、あげたところ喜んで食べた。犬だって色んな食べ物を味わいたいはずだ。毛並みもよくなり、人に食べ物をねだらなくなった。

私たち文明社会はあまりにも複雑化し、それが更に細分化した。単純で細分化した状況ならまだ納得がいく。たとえばスーパーで買い物をする。一軒の店で事足りるので便利そうに見えるが、魚の隣に肉があり、何だか全部が同じように並び個性がなくつまらない。おまけに買手と売手との会話もせいぜいレジであるくらい。最近はそうでもないが、過剰包装も気にくわない。私が子どもの頃は市場があり、そこに行くと魚屋さん、八百屋さん、乾物屋さんが並びわくわくした。買い物かごにそのまま野菜を放り込み、包み紙はせいぜい新聞紙の袋。「今日はいい鰯《いわし》が入ったからつみれをつくったら」とか「研子ちゃんえらいね。買い物かい」などと楽しい会話があった。今は確かに便利で、めんどうな人間関係も少なくなったが、地域の対話があった時は、誘拐事件や親、子殺しなどあまり起らなかった。親とケンカしても魚屋のおじさんがなぐさめてくれたりして、不満が拡大する前に解決できたので親を殺すまでに至らない。今後増々他者との交流が希薄になり、心が寒く震える人も増える。

●人間だけが偉いのではない

私が毎年通っているアマゾンのインディオ集落は、未だ貨幣経済が確立していないが、人間がこの星で生きていく知恵がつまっている。必要以上の発展を望まず、足る事を知っている人がこの地で暮らしている。ここは文字も無く、電気、水道、ガスもないが、殺人、自殺、泥棒、精神病、アレルギー、過労死、寝たきり老人、差別も無い。全部が自然食なので、当然サプリメントなどない。集落全員が食材を調達する。女性は芋《いも》を掘り、男性は狩りをする。この地にあるものだけで賄《まかな》うため、食材は限られるが虚弱な人は殆《ほとん》ど見かけず、体格はがっちりして立派なものだ。大家族なので、各々の体調がお互いに常に分かり、何か問題が起きても早期解決ができる。生活そのものがとてもシンプルで単調だが、人々は幸せな顔をしている。たぶんそれは、多くの情報が入ってこないからだと思う。

私がカヤポ族の集落に滞在しているある時、長老のラオーニが語った。「お前たちの社会はややっこしいなあ。十数カ所の国をわしも訪れたが、確かに飛行機や高い建物、便利そうな設備はあるが、かえってそれに人が縛《しば》られているように見えた。もっと簡単にすればいいのに。気になる事はどの国でも、子どもは生き生きしているのに、どうして大人の目が楽しそうではないんだろう。インディオは大人になっても、子どもと同じ目をしているよ」

確かにそうだ。インディオは大人も子どものようにはしゃぐし、悲しい時は人目をはばからずに泣く。文明社会は人間の生の感情を抑え、はみ出さずに生きる術《すべ》を幼児期に教育され、その結果成長すると共にストレスが生じ、暴力的になり他者を痛めつけたり、厭世《えんせい》的に走り自殺を試みる。またある人は異常なまでに健康に執着し、片っ端から栄養食品おたくになる。アマゾンのジャングルで暮らすインディオのように、大らかにこの都会で生きていけないものだろうか。ラオーニは続ける「お前たちは自分たちが創り出した法則に殺されかけている。人間だけが偉いんじゃあないんだよ。確かに人間は他の動物が持っていない知恵があるが、その使い道を誤れば全部が滅亡する。次から次へと何故そんなに望むのか？　この森には何でも揃っている。森を壊し牧場や大豆畑にしたところで、一時的には食べ物を得る事ができても、森の生き物や精霊からの伝言は聞けないだろう。もっとすべてのものの声を聞く努力をお前たちはしなくてはいけない」非常に深い話だ。

●死は恐ろしいものでも悲しいものでもない

私たち文明人はインディオの人と同じに生きる事は、環境面においても無理なことだが、人としての基本姿勢を彼らから学ぶことはできる。ある時私はラオーニに私たちの社会は自分が産んだ子に殺されたり、子どもを殺したりする事が起っていると話すと、信じられないという顔をして「お前はなんて馬鹿なことをいうんだ！　そんな事があるはずがないじゃあないか。人間がもしそんなことを本当にしたなら、その部族は滅びるぞ」

そうかも知れない。文明社会は自ら無意識にせよ、絶滅への道を歩き始めたのだろうか？　情報のコントロールで多くの人は、それなりに安心して日常を過しているように見えるが、実は私たちは既に崖《がけ》っぷちに立っている。日本という地震国に52基の原発があり、今までに大きな事故が起らなかったことが奇跡に等しいし、世界的な異常気象で時期遅れの台風が来たことだっておかしい。便利で豊かな暮らしを望むことは悪い事ではないが、その結果どのようなリスクを背負うかを選択時に考慮しなければ、大変なつけを次世代に残すことになる。

人に笑われるかもしれないが、最近私はこう考えるようにした。もうこの3次元的発想では限界があり、このままの価値で進めば人類の終焉《しゅうえん》しか見えない。今までに無い発想をせざるをえなくなり、想像（4次元以上）の世界に足を踏み入れることにした。昔からおとぎ話や伝説として言い伝えられてきた話しの信ぴょう性を追求する過程に、何か人類存続のヒントがかくされているかもしれない。アマゾンのインディオ社会は、現在でも神話や伝説を信じ、当り前のように精霊や八百万《やおよろず》の神々と同居している。実際に集落の政事《まつりごと》などは3次元では不可解だが、呪術師が媒体となり精霊や神々に相談して解決する。そんな馬鹿なと思う人がいるかもしれないが、結構これが上手い具合に機能し、自然との共生を見事におこなっている。日本でも最近やたらと占いやあてもの師がテレビを賑《にぎ》わし、偉そうな態度で相談者に助言している。

この現象は多くの人が、自分で判断することができずに、他者に己の未来を委ねていることだ。これだけ文明が進歩しても人は不安を抱き、未来を憂う。カヤポ族の伝説に人間は本来、天に暮らしていたが、下界が楽しそうだったので、天に穴をあけ、アルマジロが縄状になりそれに伝わってこの世界に降りてきた。という話しがある。

人間は生きてせいぜい90年位。これは肉体を持ってのはなしだが。もしも輪廻転生《りんねてんしょう》が存在しているならば、魂は不滅のものであるわけだ。人類の永遠のテーマである「死」（肉体）の前後が科学的に解明されれば人は死を恐れなくなる。アマゾンのインディオを見ていると、彼らはこの思考で生きているように感じる。呪術師は死者と対話が出来るので死後の世界を認識している。死は恐ろしいものでも悲しいものでもないと言う。本来の世界は天にあり、ちょっと退屈しのぎにこの世に遊びに来ている感覚だ。だからこそ、この星の法則違反をするような行動をインディオはとらない。ラオーニは語る。

「自然の恵みに感謝し、それを貰い生きればいい。この世に人が産まれて来た時は全ての記憶があるが、年月と共に目先の出来事に心を奪われ大切なメッセージを忘れ、貪欲になる。心静かに森や川と向き合えば、それら大切なことを思い出す。お前たちは、確かに発展を遂げたが、この地で生きる本来の意味が分かっていない」

この星で精一杯楽しみ、謳歌《おうか》する

現在世界中で起っているマイナスの出来事を元に戻すことは、タイムスリップでもしない限り不可能だが、もし個々が本気で自分の幸せを求めるには、同時に他者の幸せも考えねば成り立たないことが理解できれば、今日にもイラク戦争は終結し、世界中の原発は停止できる。飢餓もなくなり、アマゾンの熱帯林も残る。自然環境を改善させれば、汚染も減り、対処方法の医療に力を入れる事より、その原因を減少させる研究にエネルギーを注げば良い。私たち文明人の生活はちょっとは不自由になるだろうが、次世代の命を代償として成り立っている現在の暮らしよりは、罪の意識を持たずに生きていける。

貨幣制度がある世界と無い世界を行き来する生活を10年以上続け、どちらにも属せない自分を感じる時、不思議に両方の世界が鮮明に見える。過剰な情報に振り回され、アップアップしている私たち文明人が平和と安らぎを求めるには、現実に起っている人為的な負の出来事を直視し、自分の問題として捉え具体的な行動を始めることと、未だ眠っている脳の活性化を図り、目に見えないもの、聞こえないとされているものからのメッセージが届くメールボックスのようなスペースを設け、真摯《しんし》な気持ちで受け止めることだと私は考える。予言者や占い師などのアドバイスは、低レベルで一時の気休めでしかない。精神的に充実すれば、肉体は進化、創造を遂げるので、そうそう病気もしないだろう。予防策である栄養食品の摂取も必要なく、アマゾンのインディオのように、死ね直前まで元気に走り回っていられる。人間は自分の死期を、象や猫のように本来は察知でき、その為には、この星で精一杯、楽しみ、謳歌《おうか》することだと私は、アマゾンのインディオから学んだ。

（続く）

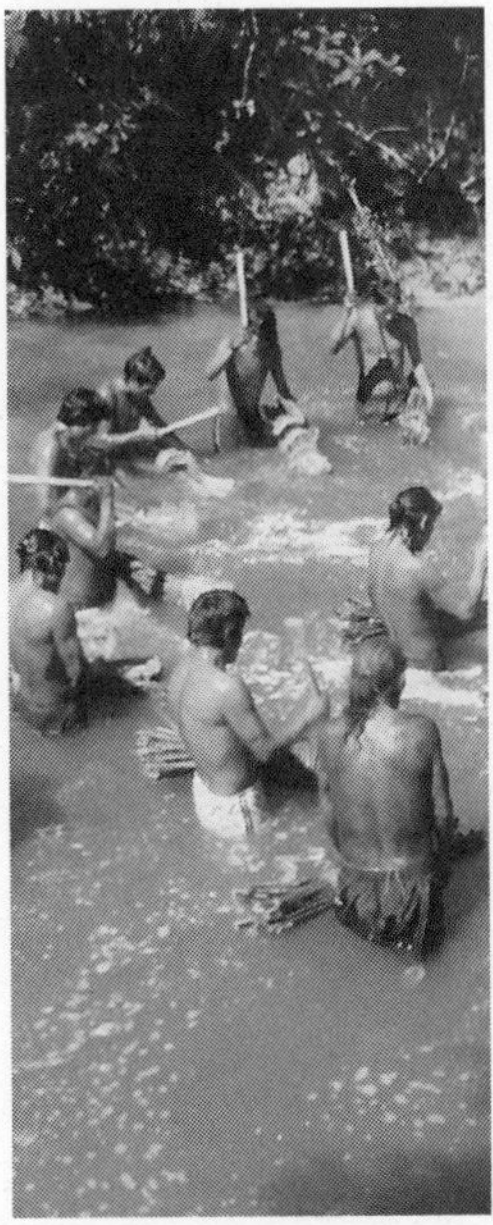

「ネにまつわる神話」

むかしむかし、それもずっと昔のことじゃ。人間は「ネ」という聖なる力を作り出し、「ネ」の力によって文明を一気に発展させた。なんでも闇《やみ》夜《よ》に太陽を作りだすほどの技術があったという。その時代には、人間が鳥のように空を飛びまわり、遠く離れた両親とも簡単に会話をし、おお、そうじゃ、医者は脈や尿を診《み》なくても、体の中が透けて見え、五臓六腑《ごぞうろっぷ》の病気が手に取るように判ったというから、にわかには信じられないがの。

しかし、聖なる「ネ」は一歩使い方を間違えれば人間自身を滅ぼしてしまう悪魔の「ネ」に変わってしまうため、〈確実に支配し〉、〈安全に伝達し〉、〈正しく用いる〉という三つの教えを必ず守らなくてはいけなかったが、ある日のこと、突然「ネ」が悪魔に変わり、あろうことか、一瞬にして人間のほとんどは死んでしまった。「ネ」の力を得て傲慢《ごうまん》になった人間に天罰が下ったという

連載 第6回

チベット医学童話

「タナトゥク」ーインド・ダラムサラよりー

「チベット医学」を学ぶためにインドに留学し、
4年に1回の試験に外国人で初めて合格。
現在、チベット医学暦法大学3年生の小川さんの、実体験をもとにした
「チベット医学童話」をインド、ダラムサラよりお届けします。

小川 康（チベット医学暦法大学生・薬剤師）

おがわやすし

富山県出身。東北大学薬学部卒。薬草会社、薬局、農場などに勤務。1999年1月よりインド・ダラムサラにてチベット語・医学の勉強に取り組む。2000年5月インド・ダラムサラのメンツィーカン（チベット医学暦法大学）を受験し、チベット人以外の外国人として初めて合格。チベット医学暦法大学3年生在籍。現在、休学して日本に帰国中。薬剤師。元自然観察インストラクター。

ことじゃ。そのとき奇跡的に生きのびた人々が、再び人間が同じ過ちを犯さないように、聖と悪の二つの顔をもつ力を「ネ」という簡単な一語で後世に伝えた。お若いの、お願いだから「ネ」とは何ですか、と訊《き》かないでおくれ。わたしはただの語り部だからね。おそらく何百年後かに、また人間は「ネ」を手にするだろうとも言われているが、果たして神様がお許しになられるだろうか。ただ、太古の時代の言葉で、病、毒、という悲しい意味だというから、生き残った人々にとっては、聖よりも悪の印象がよほど強かったのだろう。

それと、ルン・ティーパ・ベーケンの三体液のことも、お薬師さまはまとめて、「内なるネ」と呼んでいるが、語源は同じということじゃ。それにしても今日はいい天気だのう。さあさあ、遠慮せずにどんどん飲みなされ。

「タナトゥク」ーインド・ダラムサラよりー

テンジンとタシの二人はタナトゥクの生き字引《いじびき》といわれるジーヴァカ翁の語りに聞き入っていました。白い髭《ひげ》をたくわえた翁の神妙な語りとは対照的に、周りでは飲めや歌えの大騒ぎが続いています。今日は年に一度のタナトゥク祭り。大宮殿の前にある広場では、みんなおいしいご馳走を持ち寄ってお喋《しゃべ》りに花を咲かせています。医学の説法を勉強している聖者たちは医学の教えを歌に置き換え、製薬工場で働く作業員は生薬を薬用酒に作り変えてすっかりくつろいでいます。おやおや、タナトゥクの門番をしている四天王までも一緒になって歌っていますが、警備のお仕事は大丈夫でしょうか。テンジンとタシは翁《おきな》からいただく黒砂糖酒がとても気に入ったようで、もうすでに顔は真っ赤。夢うつつの状態で、翁の語った「ネ」について思いを巡らせていました。

「大昔にそんな凄い時代があったなんて、ちょっと信じられないけれど、もし本当に体の中が透けて見えたら病気の診断なんて簡単だろうな。タシ

前回のお話　医学の教えの根本となる三体液論。人間の体はルン・ティーパ・ベーケンという三つの体液によって成り立ち、体質も病気もすべて三体液で説明ができるといいます。三体液のバランスを整えることが健康のために一番大切なことなのです。でも、その理論はとても複雑で、テンジンは頭を抱えています。

もそう思わないかい?」
「何かの例え話だよ。きっと凄い超能力を持った医者がいて、何でも見通すことができたんじゃないかな」
お酒のおかげもあって二人は、ほっと肩の力が抜け、タナトゥクに来て初めて時の流れを肌で感じ取っていました。聖者たちは相変わらず楽しそうに歌い続けています。

♪海のほとりで風神《ふうじん》さまが一目ぼれ
世にも美し女神さま。
あれよあれよと抱き合った。
そのとき女神が抱えた小袋の
口からルンがこぼれたと、こぼれたと。
♪天の宴《うたげ》で神様たちが大騒ぎ。
世にも怖《おそ》ろしシヴァ神が
末の席で嫉妬した。
そのときシヴァの眉間《みけん》から
ティーパの炎が噴きだした、噴きだした。

♪宮廷の中で王妃が浮気した。
世にも愚《おろ》かな王様が
二人を海に捨てたとさ
ベーケンの呪いをかけられた
王の痰《たん》が降ってきたー降ってきた。

みんな酔っ払っているのでしょうか、歌に合わせて抱き合ったり、眉間《みけん》に指をあてて炎を出す仕草をしたり、痰を吐くふりをしては大笑いしていますが、少し調子に乗りすぎのようです。欲望からルンが、怒りからティーパが、無知からベーケンが生まれるという三体液の起源は、こうして知らず知らずのうちに楽しみながら伝承され続けているのです。
「不思議な歌。こうして三体液が生まれ、ルン・ティーパ・ベーケンの病気が人間界に拡がったのか。じゃぁ、もしも、風神さまが恋に落ちなかったらルンは生まれないし、人間も誕生しなかったんだね。あの時、女神の小袋には何が詰まっていたのだろう？」

　素朴な疑問がテンジンの口から漏《も》れました。

「ホッ、ホッ、ホッ、お前さんは面白いことを考えるのう。しかし、詮索《せんさく》してみたところで無駄なことじゃ。「ネ」と同じで真理はすべてお薬師さまの御心にしまってあるからの」

「なぜ、何のために、しまってあるのですか」

「なぜ、か……。久しぶりにその言葉を耳にした。タナトゥクでは『なぜ』は無用なのだよ。わしら

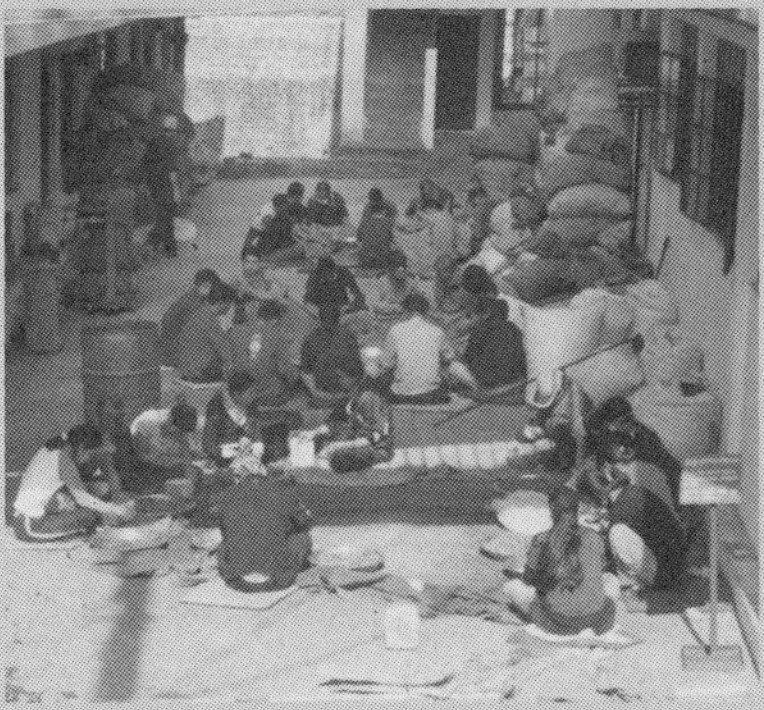

製薬実習中。毎週土曜日は、製薬工場での労働奉仕です。

はお薬師さまのお言葉に耳を傾けていればよい」

「なぜ、『なぜ』は無用なのですか」

「テンジン！　どうしたんだ。この前も『どうやってお薬師さまは三体液に気づかれたのだろう』なんて奇妙な質問をしたし、少し考えすぎじゃないか」タシが慌《あわ》ててたしなめました。

「まあ、よいよい。女神様のことは女神に尋ねるのが一番じゃ。ほれ、後ろにお待ちかねじゃ。しゃべり過ぎて疲れたから、わたしは一休みさせてもらうよ」

　後ろを振り向くと、猫のように人懐っこいラティの細い目と目が合って、少し興奮していた二人の頬《ほほ》を緩めました。

「こんにちは。楽しんでいますか。さあさあ、私のお酒も飲んでくださいな」

　ラティの笑顔が加わり、再び二人は今日がめでたい祭りの日だということを思い出したのでした。

　しばらくすると、さりげなく気をきかせたのか、それとも本当に酔ってしまったのか、タシは横に

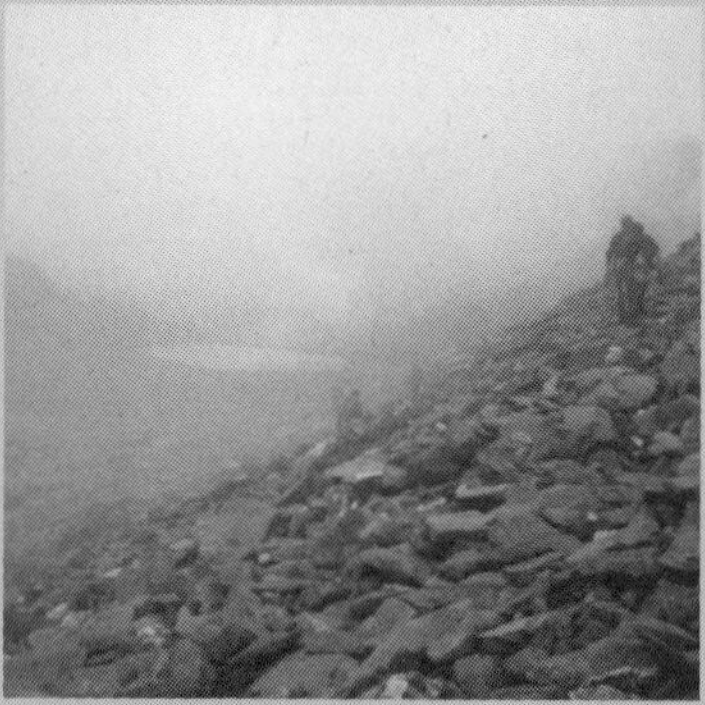

聖なる湖、ラツォ。

なって眠ってしまいました。テンジンが自分の上着をタシにそっとかけてあげると、二人の間には沈黙の時が流れました。タナトゥクの空には、いわし雲が拡がり秋の訪れを感じさせてくれています。

「女神の小袋の質問ですが……」ラティが意を決したように声を細めて話し始めました。

「明日もお休みですよね。朝、お一人で聖なる湖ラツォに来られますか。そこでお答えします」

「えっ……、う、うん」なぜかテンジンの心臓はドキドキしていました。

タナトゥクの秘密

翌朝、霧のラツォに着いたときには、すでにラティは湖のほとりに座っていました。彼に気がついて立ち上がり振り向いたとき、テンジンの眼はその手に握られた小袋に釘付けになってしまいました。

「まさか、それは伝説の小袋では……」

「その通りです。選ばれし女性のみが入れる『女神の館』には、海のほとりで女神が大切に抱えていたという伝説の小袋が祭壇に祭られています。もし、また小袋の口が開かれることがあれば恐ろしいルンの呪いが降りかかるとして、誰一人、手をかけませんでしたが、昨日あなたと別れてから、私は掟《おきて》を破って、袋を持ち出しました。でもまだ中は見ていません」覚悟を決め、凛《りん》として語る彼女の口調にテンジンは言葉を失ってしまいました。

「あなたのためだけではないのでご安心ください。いつか、その時が訪れたら神話の真意を探ってみたいと、ずっと思っていました。きっとそこからタナトゥクの秘密も分かるような予感がします」

「タナトゥクの秘密って？」

「私もあなたと同じように、なぜタナトゥクでは『なぜ』と誰も考えないのか不思議に思っていました。そしてあなたに出会ってようやく気がついたのです。タナトゥクの宝石から放たれる聖なる光は、悩みや病気を癒す奇跡の力とともに、『なぜ』と考える思考を奪い、神秘の名のもとに全てを従順に信じさせてしまう恐ろしい力も秘めていることに」

「えっ、言っている意味がよくわからないよ」

「全てが満ち足りた医薬の都の生活で、徐々に自我が失われていくのです。でも、その光をもってしても私たちニヨンの血を洗い流すことはできませんでした。私たちはニヨンの血のおかげで『なぜ』という思考を守っていられるに違いありません」

「まさか、そんな、いったい何のために」

「それは私も分かりません。神話を再現すればもしかしたら、何か手がかりがつかめそうな気がするのです。そのためには、伝説の小袋と女性と、そしてもう一人男性役がどうしても必要でした。それも誰でもいいという訳ではなくて……」さっきまでのしっかりとした口調はどこへいったのか、今度は真っ赤になりながら口ごもってしまいました。テンジンは彼女の手を握ると岸辺に向かって立ちました。二人の足はもう水に浸かってしまっています。

「ラティ、ありがとう。僕は君を、君を……」

迷うことなくラティを強く抱き寄せたとき、それは彼女の意図によるのか、歴史の偶然なのか、ラティの手から小袋が〈ポチャン〉と落ち、ゆらゆらとしたさざ波のなかで小袋の口がゆるんでいきました。中からこぼれ出てきたものは、何の変哲もない白い石。細かな泡をブクブクと出しながらゆっくりと沈んでいくのを、二人は抱き合いながら見つめていました。（なんだ、偽物《にせもの》が入っていたのか）と二人が少しがっかりしたその時、霧の晴れ間から一条の光が差しこみ、細かな泡に跳ねかえって輝きました。やさしい、まるで母の眼ざしのようなやわらかい輝き。二人を祝福するかのようにキラキラと光っています。（ああそうか、きっとこの光がシヴァ神の伝説にある炎のことだ。じゃあ、残りのベーケンは……）テンジンはベーケンの伝説を復唱すると、ラティに目で（いいね）と合図を送ってから、そっと、泡のなかに一滴の唾《つば》を落としました。ルンの石の波紋が治まりかけた水面に再び小さなさざ波がおきました。きっと何かが起こると確信しながら二人は見守っています。まるでそこだけ時間が止まったようにしばらく静寂《せいじゃく》がながれました。

　輝く泡の中から少しずつ浮かび上がってきたものは、静かに脈打つ赤ちゃん。きっと生まれる前、お母さんのお腹にいるときの神々《こうごう》しい姿に二人は

見とれてしまいました。

『こうして生命《いのち》は生まれたのだよ』湖が二人の魂にそう語りかけました。水の中で、ルンの白い石と、ティーパの光と、ベーケンの唾と、そして二人の愛が溶け合って生命が誕生するのです。なぜかは解らない。なぜ伝説の中に残されていたのかも解らない。いつしか泡も波紋も消え、湖面はいつもの鏡のような姿に戻っていました。

「なぜ、こうして生命が生まれるのか、お薬師さまでさえ理解されていないと思います。きっと、タナトゥクは『ネ』の時代の聖なる知識を守り続けるための秘所でお薬師さまは伝道師の一人。もし『ネ』の時代の知識がよみがえれば、先ほどの生命の謎が解け、『内なるネ』と呼ばれる三体液の姿も明らかになります。今はまだ時代が早すぎるのかもしれません」耳元でラティが囁《ささや》きました。

「ラティ、いつか一緒にタナトゥクを離れてニヨンに帰ろう」テンジンがもう一度、抱きしめようとしたとき、彼女は首を振って体を離すと、2・

3歩、後ずさりしました。

「ありがとう。でも、私はすぐに逃げなくてはいけません。掟を破って女神の袋を持ち出したので、きっと今頃、9人の軍神「コルチェン9」が私を探し回っているでしょう。『なぜ』と考えて行動を起こすことは危険な思想と見なされますから。

北のはずれのガンデン寺には下界への抜け道が残されています。巡礼道に生えるクルモンという聖なる薬草にお願いすれば、その道は故郷へとつながります。いいんです、どちらにしてももう、タナトゥクを去る時期がきたと思っていましたから。でも、でも……」ラティは泣き出してしまいました。

「僕も一緒に行くよ！」

「だめです。前に一度言いましたよね。教えを全て暗誦できないうちは、もしタナトゥクを離れても記憶を消されてしまうと。それは聖なる知識を完全な形で残し、伝えていくための魔法なのです。『なぜ』と考えずに全てを暗誦できた者だけが新たな伝道師として下界に戻ることを許されるのです。タナトゥクよりも遥かに大きな智慧《ちえ》によって、この都に掛けられた魔法は、ニヨンの血でも解くことはできません。今、ここを離れてしまえば、私たちはお互いに顔と名前すら思い出せなくなります。でもきっと、夜ごと、湖のほとりで素敵な男性に出会う夢を何度も見ては、どうしてだろう、って悩むことでしょう。いつこの男性に出会えるのかって心待ちにするでしょう。もう出会ってい

「タナトゥク」ーインド・ダラムサラよりー

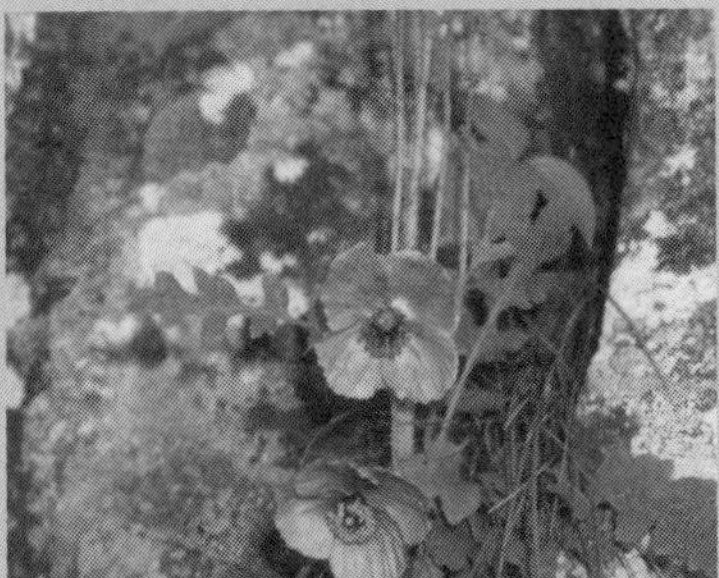

ヒマラヤの青いケシ、ツュルゴン。骨接の治療や、ルンの病気に用いられます。

たのにおかしいですよね。これは今生で私たちが出会った印です。大切にしてください」

　テンジンにラピスラズリの首飾りを掛け、そっと頬《ほほ》に口づけをすると、今度は大きく、ゆっくりと後ずさりを始めました。

「私たちは生まれ変わってもタナトゥクの名の下に、必ずまた出逢います。今度、私はニヨンに生まれたい。それも何百年後に訪れるという新しい『ネ』の時代のニヨンに生まれたい。そしたらさっき湖で起こった生命の謎も解決できると思いませんか。そのとき、絶対、私に気づいて下さいね。あなたはきっと同じ時代に生まれ変わり、再びタナトゥクを目指します。あなたの『なぜ』と突きつめる強い意志でタナトゥクの魔法を打ち破り、古き『ネ』の時代の知識を、新しき『ネ』の時代に伝えるために。

　縁があれば、いえ、縁を忘れなければ私たちは会えるから、さよならはいいません。お元気で。決して無理をしないでください。苦しまないでください。あなたはもう充分に学びました。テンジン……」

　ラティは真っ赤な目を大きく広げてテンジンを網膜に焼きつけると、背を向け、深く立ち込めた霧の中に吸い込まれるように消えていきました。

「ラティ、君を必ず見つける。それまで待っていてくれ」テンジンの震えた声が、微かに湖面を揺らした後、聖なる湖ラツォには以前とは違う、虚しさに満ちた静けさが訪れたのでした。

（童話タナトゥク続く）

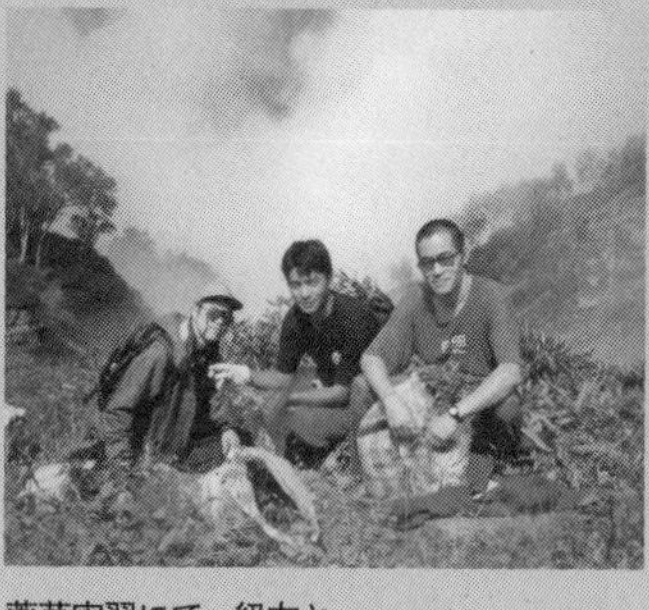
薬草実習にて、級友と。

エッセイ

チベット医学童話「タナトゥク」

古代の残像

語り継がれる神話は古代の残像ではないか、と考えたことはないでしょうか。シュリーマンが神話を信じてトロイの遺跡を発見したように、浦島太郎やかぐや姫のように作者が特定できない物語には、古代の事実が隠されているのではないかと想像するのはおかしいでしょうか。同様にギューシ（四部医典）も古代の具体的な事実、真実を抽象化して現代に伝えるものだと私は強く感じます。

寓話中で主人公のテンジンが伝説の都タナトゥクを目指し到達するように、きっとタナトゥクは過去に実在したに違いない。そこは神話にあるように大きな城壁で囲まれ、ラピスラズリが珍重された都市ではないだろうか。寓話中のルン・ティーパ・ベーケンに関する神話も事実を未来に伝えるものであるに違いない。聖なる生体エネルギーとして解読不可能と思われていた三体液の謎は神話から繙《ひもと》けるかもしれない。そしてそれらは、きっと何か大きな目的と意義がそこに残されているから失われずに伝承されているように思うのです。

チベット医学や、中国医学、アーユルヴェーダなどの伝統医学は古代の優れた聖者たちによって感得されたものであり、唯物主義の現代医学とは異なる存在として認知されてきました。もちろん私も、つい先日まではチベット医学を聖なる古代の医学として夢みつつ、故郷を離れ5年間に渡って追いかけてきました。しかし、必死に教典を勉強して辿りついた場所は、まるで「青い鳥」のように大学時代の生理学書だったことは前号で少し触れました。つまり「すでに全てそこにあった」のです。

その発見の驚きと喜びは、冷静になるにつれて虚しさへと変わっていきました。なぜなら、四部医典が現代の生理学書と重なるならば、もはやここでチベット医学を学ぶ意義が失われてしまうからです。私は日本の薬剤師としてチベット医学を学ぶ以上、常に具体的に日本人の健康のためになる要素を探し続けるとともに、なぜチベット医学なのか、という命題を自問自答してきました。そして思い悩んだ結果、休学届けを提出して一旦、日本へ帰ることにしました。ところが、先が見えない霧中の状態で「三体液論」という論文を日本で書き終えたそのとき、自分自身がずっと否定し続けてきた思いがけない結論に辿《たど》りつくとともに、なぜチベット医学なのか、に対する明確な答えが導き出されたのです。

それは「なぜルン・ティーパ・ベーケンの三体液を、まとめて『ネ（病）』と呼ぶのか」という問いへの解答でもあるのです。

（次号へ続く）

参考

・ベーケンの神話は、実際には痰《たん》ではなく大便となっています。物語を美しくするために脚色しました。

・私は2004年夏に大学を休学し、2005年2月現在、日本に滞在しています。今後のことは熟考中です。連載は続けますので今後ともよろしくお願いします。

腸内環境を良くする玄米発芽酵素

玄米のヌカに生きた酵素と玄米密をミックス。胚芽（はいが）にコウジ菌を加えて、培養発酵させたバランス食品です。ガンなどを発生させやすい体内の活性酸素を消去させ、自然治癒力を高める顆粒のサプリメント。便秘の方はお通じが良くなります。1回使い切りパックですので、携帯にも便利です。50年の実績をもつ健康食品、ぜひ一度、お試しください。

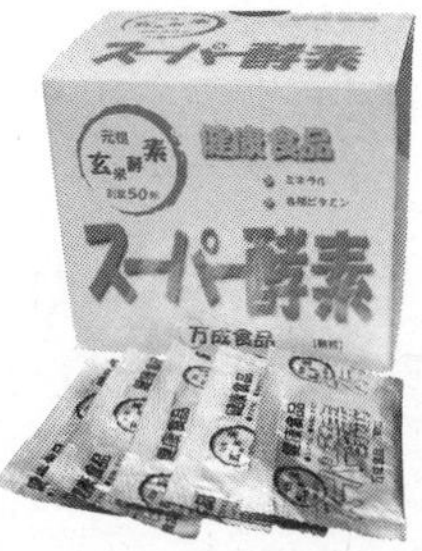

スーパー酵素
（2.5ｇ×90包）
定価3990円（税込）

お肌にやさしい自然な香りの入浴剤

ひのきの香りの「天然・抗菌」お風呂用芳香剤。乳児から高齢の方まで安心してご利用いただけます。天然ヒノキチオールが主成分。ストレス解消、リラックス効果、お肌しっとりで女性に人気です。アトピーを悪化させる残留塩素を除去するビタミンC配合。除菌・抗菌作用に優れていますので洗濯、掃除、消臭など、幅広くご使用いただけます。

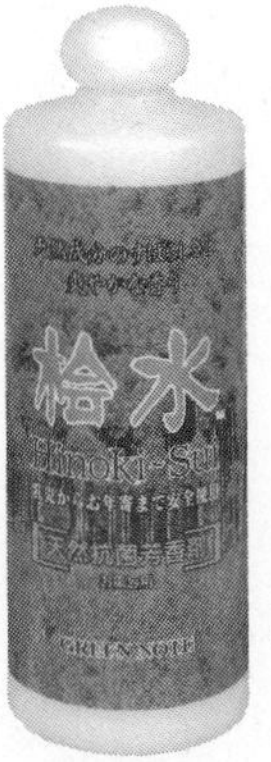

桧水（ひのきすい）
（100cc 約25回分）
特価2625円（税込）

●問い合わせ ほんの木 電話 03（5280）1700　ファックス03（3293）4776　送料は420円。1万円以上で送料無料。

100％国産エキナセア

免疫力・自然治癒力を高める インフルエンザ、花粉症に「エキナセア」

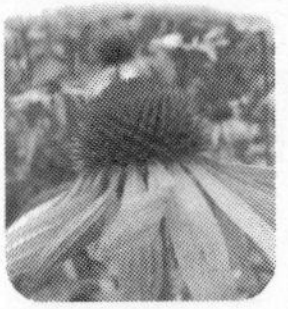

～花粉症に有効な、甜茶《てんちゃ》も人気です～

エキナセアは北アメリカ原産のキク科の植物で、何100年にもわたってネイティブアメリカン（インディアン）の万能薬として風邪の予防・治療や、ガラガラヘビ・毒虫などにかまれたときの毒消しに使われてきました。最近では、ガンに対する免疫力を高める効果が注目され、さらに研究が進められています。国産エキナセア100％使用した「エキナセア茶」と「エキナセアのハーブ」を、ぜひお試しください。

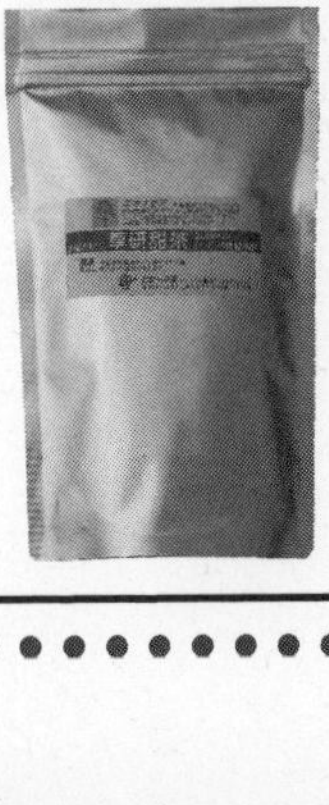

草研甜茶
（50ｇ＝2.5ｇ×20包）
1680円（税込）

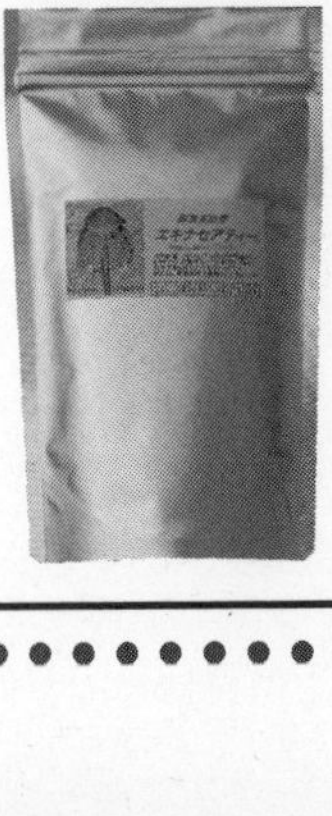

エキナセアのお茶
（50ｇ＝2.5ｇ×20包）
1680円（税込）

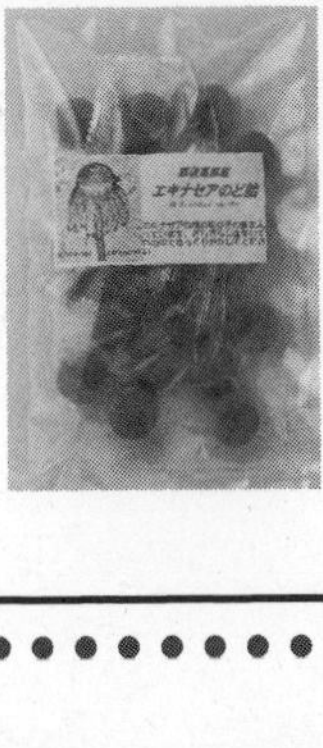

エキナセアの飴
（80ｇ＝4ｇ×20個）
630円（税込）

読者の皆様と編集部で作るページ

編集部にお便りをお送り下さった読者の皆様、ありがとうございます。ご自身の体験談、内容についてのご意見、また、自然治癒力・免疫力について各地で活動している会の情報、さらに講演会・イベント案内など様々なお便りが届きました。これからも、たくさんのお便り、ぜひお寄せください。

●「口癖《くちぐせ》」って「現実」になるんですね！

第5号の昇幹夫先生「笑いの効能」を大変面白く読ませて頂きました。細胞は口癖をすべて聞いていてその口癖のとおりになるって！　会社で「わたしばっかりキツい」といつもグチを言っている人を観察してみました。仕事はみんなに公平に回っていると思うのですが、その人は「自分が一番大変な思いをしている」と言うのです。口癖が現実になり、だんだんとその人に面倒な仕事が回るようになってきたのです。

この特集を読んでグチを言う人のそばに行きたくないなぁと思い、細胞には良いことだけを聞かせてあげようとしています。おかげで、わたしの周りは明るくて、わたしは益々健康になっています。自分の思いを口に出し、前向きな口癖を心がけ、言ったとおり、言葉どおりの人生を送ろうと心がけています。（さいたま市　佐藤貞子）

〈笑う門には福来たる、ですね。　編集部〉

●「心の自然治癒力」友達に勧めたら……

安保先生の「顆粒球の寿命はわずか2日」という言葉を目にして、悩みというのは2日間しっかり悩んで、3日目には心のスイッチを切りかえて生きていくことが大切だと思いました。2年ほどうつ病で苦しんでいる友達にも「心の自然治癒力」を読んでもらったところ、106頁の柴田さんの「私の体験談」（会社経営の難しさ、経済苦など）を読んで大変共感していました。「心の自然治癒力」に登場した園芸療法のグロッセ世津子さんのことも知っていて、友達は喜んでいました。心の病は目に見えないので、病気の中でも本当につらいものだと思います。今後も、心も健康になる企画をお願いします。（練馬区　広長裕子）

〈お困りのご友人に、ぜひ参考にしていただけましたら幸いです。　編集部〉

●母娘ともに、愛読してます

遠隔地に離れていますが母娘ともに愛読しています。以下、電話での会話です。

母「近所の娘さんが亡くなったの。悲しくて2、3日落ちこんでいたけど、早くこの状況から脱却しなければと思って、今はもう元気になったわ。この本のおかげよ」

娘「脱却できたのね。良かったね」

この「脱却」という言葉は安保先生がよく使われている言葉ですが、娘もちゃんと読んで、理解しているんだなぁと感心。

母「体が冷えるので〈芳泉〉のお風呂に入ったら、やっぱりよく効くね」

娘「本当に良く温まるよね、〈芳泉〉のお風呂は！　温泉に行ったと思ったら安いものよ。しかもこれ、本物だもんね」

母「このまま風邪ひいたかなぁと思ったとき、薬は飲まないで、番茶に梅干しを入れて飲んだら体がシャンとしたのよ」

娘「ちょっとヘンだと思っても、自分で治せるようになったよね。わたしも毎朝、梅干しとショウガ湯を飲んでるの」

自分の心と体に耳を傾けて、自分で治せる力がつきました。この本のおかげです。

（旭川市　山本香織）

〈遠く離れていても健康を案じあう親子の絆は素晴らしいですね。　編集部〉

●ヘルパー講習で役に立ってます！

わたしは現在、介護ヘルパーの講習に通っていますが、この本がたいへん役に立っています。デイケアの実習で音楽療法に参加したときは、佐々木薫さんの「心と体を覚醒するドラマセッション」がとても参考になりました。

なにごとも自分から参加して、「親モード」「ケアモード」から解き放たれたよい介護をしていきたい、そして将来、自分もよい介護を受けたいと思っています。これからも参考になる企画を楽しみにしています。

（宇都宮市　高松良子）

〈佐々木さんのドラムサークル、皆さまもぜひ参加・実践されてみては？　編集部〉

●前号読んでストレスから解放された！

わたしは人間関係によるストレスが大きいので、前号「心の自然治癒力」のとくにコミュニケーションのしかたは、とっても参考になりました。相手が「今日はいい天気ね」と言ったら、わたしも「今日はいい天気ね」と、「冬のソナタって素敵ね」と言ったら、わたしも「冬のソナタいいよね」と何も考えずに話をするようにしました。とても楽です。その部分では真剣に話さなくてもいいし、相手が自分のことを話すのをただ聞いてあげればいいのですから。

黒丸尊治先生のお話を参考に、自分の価値観を押しつけず、相手の言っていることに耳を傾けていこうと思いました。また、はせくらさんのページは、楽しく1日をくらしていくヒントがあって、うれしいです。この特集を読んで、今日も元気で暮らせています。ありがとうございました。

たくさんの人がこの本を読んで、ストレスから解放されてほしいと思っています。

（長崎市　米谷みか）

〈ちょっとした気の持ちようで、自分にも相手にも優しくなれますね。　編集部〉

■自然治癒力・免疫力などに関する講演会・イベントをお知らせ下さい

今後、各地の講演会・イベントの情報や活動している団体のご紹介も企画していますので、資料や情報をお寄せ下さい。

■体験談、ご意見をお寄せ下さい

病気克服談、体験記等、400字〜800字ぐらいでお書きいただき、ファックス、メール、又はご郵送ください。採用の方には、小社の漢方入浴剤「芳泉」お試しセットを御礼にお送りいたします。

※編集部よりお詫びと訂正

本誌第2号『自然治癒力・免疫力を高める食生活』の船瀬俊介さんの「腹6分で老いを忘れる」文中（27頁）に、「ＦＤＡ（アメリカ食品医薬品局）は、牛乳は有害だから飲むのは控えなさいと、はっきり言っています」とありますが、アメリカのＦＤＡに確認したところ、そういう通達、見解は出していないとの回答があり、確認できませんでした。未確認情報を掲載いたしましたことをお詫びいたします。

本の通信販売 Book Shop

第６号でご登場いただいた方々の、著・訳書、おすすめ本のご紹介、販売コーナーです。

これらの本はすべて「ほんの木」にお申し込みいただければ、通信販売でお求めになれます。くわしくは、
TEL 03-3291-3011、またはFAX 03-3293-4776にお問い合わせください。
Eメール：info@honnoki.co.jp でも受付いたします。（本書掲載順）

帯津良一
Ryoichi Obitsu

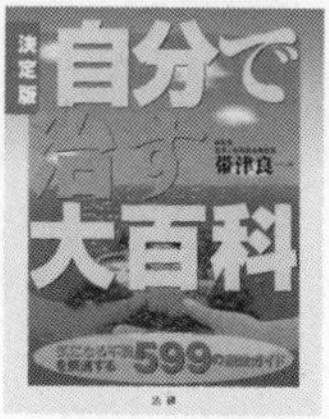

決定版
自分で治す大百科
2003年3月刊
定価3990円（税込）
法研
帯津良一総監修

総頁が圧巻の815ページ。著者の総監修本。「健康は自分で守るもの、気になる不調を解消する599の療法ガイド」というキャッチコピー通り、まさに決定版である。自分で治す、家庭で治す、文字も大きく使い易いガイドブックといえる。健康を医者まかせにしたくないと考えている方の座右の書としてお役立てください。

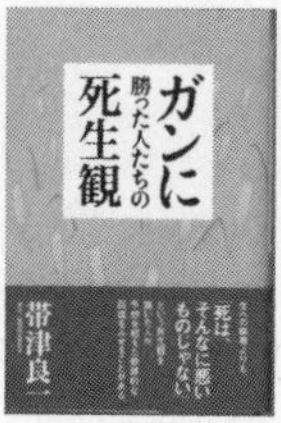

ガンに勝った人たちの
死生観
2004年4月刊
定価1575円（税込）
主婦の友社
帯津良一著

生への執着を捨て死生観を持つことが、なぜガンの回復を助けるのか？　死生観を作っていくことがすべての治療の土台と考え、志を持って死生観を築くことをやさしく温かく説きあかす。医療者としての著書の温かさが伝わってきて、ガンに向き合っていない人も心が癒され、肩の力が抜けて、生きることが楽になる本。

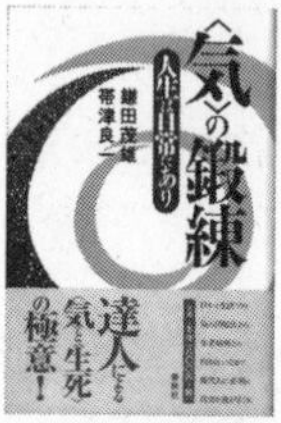

〈気〉の鍛錬
人生は日常にあり
2004年4月刊
定価1890円（税込）
春秋社
鎌田茂雄・帯津良一共著

仏教研究の第一人者鎌田茂雄氏と帯津良一氏が現代人に必須の日常における心の持ち方、いのちのとらえ方を対談形式で平易に説く。

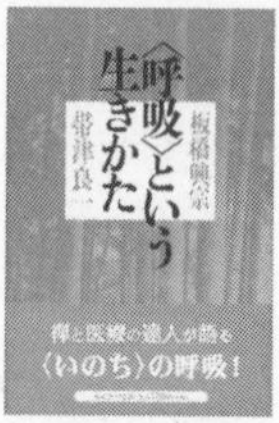

〈呼吸〉という
生きかた
2003年7月刊
定価1785円（税込）
春秋社
板橋興宗・帯津良一共著

がん治療の第一人者と曹洞宗前管長が、自ら志した医療と禅という道の中で出会い極めた「丹田呼吸」の奥義を語る。

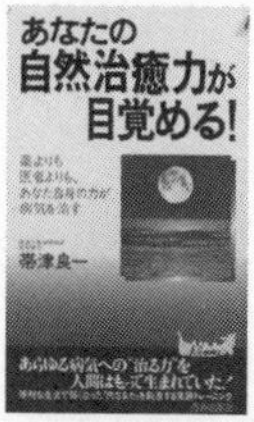

あなたの自然治癒力が
目覚める！
2000年3月刊
定価914円（税込）
青春出版社
帯津良一著

自らを治す力（自然治癒力）を自分で鍛える。その方法を具体的に紹介している一冊。

上野圭一
Keiichi Ueno

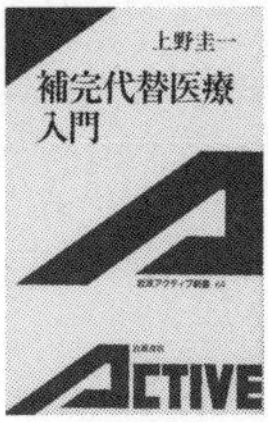

補完代替医療入門
2003年2月刊
定価735円（税込）
岩波書店
上野圭一著

補完代替医療（CAM）についての歴史、各国の現状を紹介する。CAMの本格入門書。

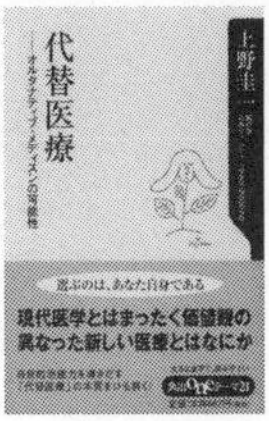

代替医療
2000年7月刊
定価700円（税込）
角川書店
上野圭一著

ワイル博士著作の翻訳者で有名な著書が、日本の代替医療の現状を語る。

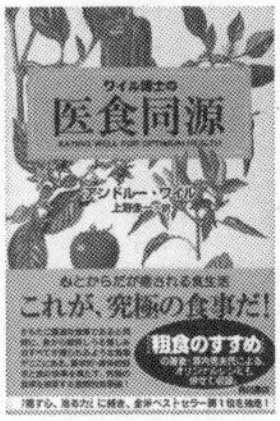

ワイル博士の医食同源
2000年9月刊
定価2625円（税込）
角川書店
アンドルー・ワイル著
上野圭一訳

全米第1位となった心と体を癒す食生活の本。食の情報を整理し、食生活に明快な指針を提供。

安保　徹
Toru Abo

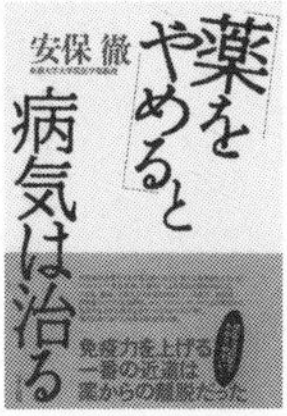

「薬をやめる」と病気は治る
2004年3月刊
定価1575円（税込）
マキノ出版
安保徹著

多くの薬は病気を根本から治すのではなく、むしろ、病気を自分で治す力（免疫力）を低下させ、病気を長引かせたり、新たな病気の原因となります、と著書。ひざ痛、腰痛など身近な病気から、高血圧、糖尿病、胃潰瘍などの生活習慣病、ガン、アトピー、リウマチなどの難病まで、免疫力を高め病気を治すコツを解く。

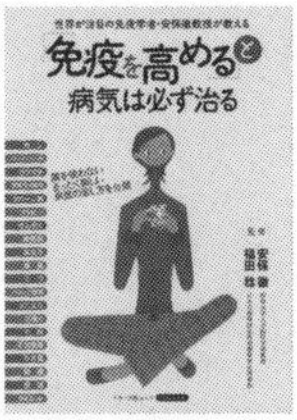

「免疫を高める」と病気は必ず治る
2004年2月刊
定価819円（税込）
マキノ出版
安保徹・福田稔監修

体を統合的にとらえ、病気を根本的に治す「新しい免疫学（福田―安保理論）」をわかりやすく解説。病状別に自分でできる治療法や、実際に難病が改善した体験手記など、すぐに役立つ情報を豊富に具体的に紹介。薬害問題、医療過誤など、医療に対する信頼が揺らぐ現代、自分の体を守るために読んでおきたい一冊。

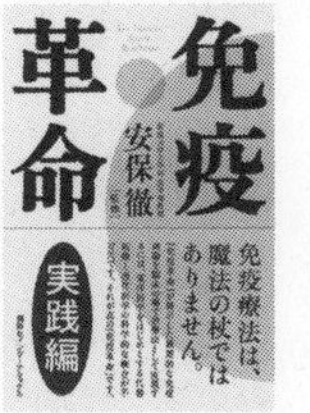

免疫革命・実践編
2004年8月刊
定価1680円（税込）
講談社インターナショナル
安保徹監修

安保・福田理論に基づいて自律神経免疫療法に取り組む3人の臨床医が、治療の実際を紹介。

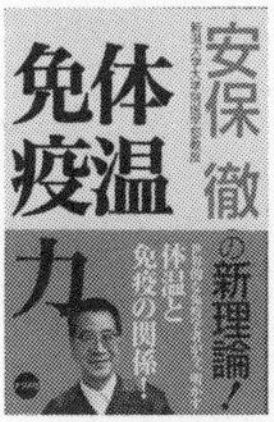

体温免疫力
2004年6月刊
定価1575円（税込）
ナツメ社
安保徹著

東洋医学で注目される不調の原因「冷え」の概念を西洋医学の手法により解明。自分の体調や免疫力を管理する具体的な方法を提示する。

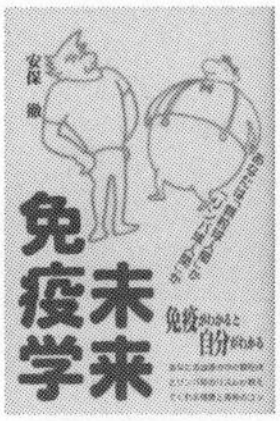

未来免疫学
1997年5月刊
定価1901円（税込）
インターメディカル
安保徹著

人間の基本的な行動を司る自律神経と免疫の関係を分析。白血球中の防御細胞、顆粒球とリンパ球の研究を一般向けにやさしく解説。

佐藤　務
Tsutomu Satoh

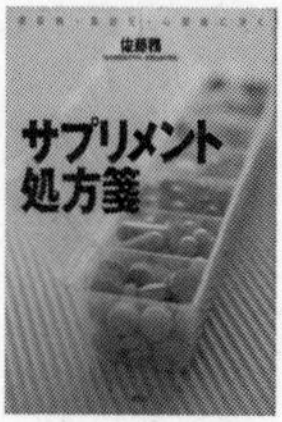

サプリメント処方箋
2003年7月刊
定価1575円（税込）
講談社
佐藤　務著

本書のサブタイトルは、糖尿病・高血圧・心臓病に効くとなっているとおり、これらの生活習慣病に克つ「元気の素」サプリメントの有効な摂取法を解説。医療の現場から生まれた実践的予防&健康法の有効性がわかる。サプリメントに懐疑的な方にもおすすめの、最新の健康学、栄養学について臨床医が説く。

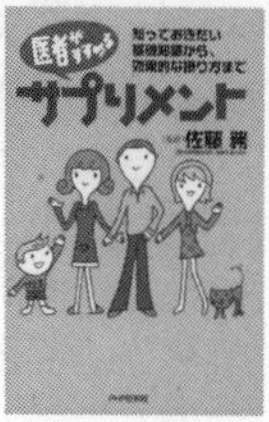

医者がすすめるサプリメント
2002年7月刊
定価1050円（税込）
講談社
佐藤　務著

あなたに足りない栄養は何か？　各種ビタミン、カルシウム、食物繊維、DHAなど…、ビタミン外来を開いている医師が、健康になるために知っておきたい基礎知識から、効果的な摂り方までサプリメントについて分かりやすく解説。現代食の副栄養素不足の問題とその解決法について、なるほどそうかとわかる本。

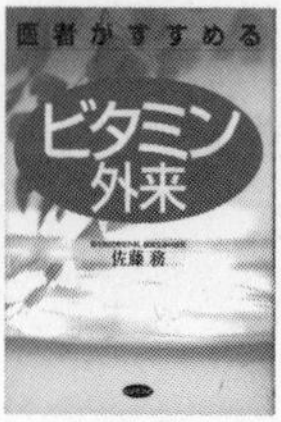

医者がすすめるビタミン外来
2000年12月刊
定価1365円（税込）
ビジネス社
佐藤　務著

日本で初めて健康の維持増進を目的に設立された「ビタミン外来」の中心となって活動する医師が提言する、健康を維持するため正しい栄養摂取法。「肥満の原因は栄養失調だった」「早熟でなく早老化する子供たち」「病気の原因は食にあり！」「子供のための新しい栄養学」「サプリメントの基礎知識」など、超実践型サプリメント補給法を具体的に紹介。

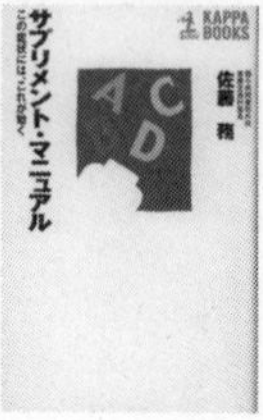

サプリメント・マニュアル
2002年4月刊
定価840円（税込）
光文社
佐藤　務著

肉体的な老化は20代から始まっているといわれている。そして老化は食事から摂る栄養のアンバラが関与した「代謝の減衰」の結果に由来すると言う。本書は、代謝を改善するために一人ひとりにあったサプリメントの具体的補給法を提案する「ビタミン外来」の実践法をまとめたもの。「健康は食卓の見直しから」と医師である著者の提言をあなたも実践しませんか。

蒲原聖可
Seika Kamohara

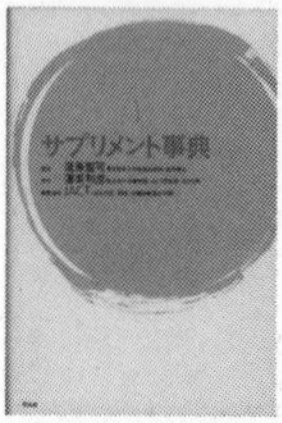

サプリメント事典
2004年10月刊
定価1995円（税込）
平凡社
蒲原聖可著

サプリメントを正しく選び、効果的に利用するための詳細ガイド。最新データに基づき113種のサプリメントを収録。薬との飲み合わせなど注意事項も徹底解説。あなたの飲んでいるサプリメントのチェックに役立つ一冊。

後藤典子
Noriko Gotoh

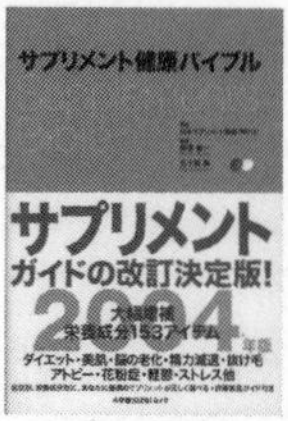

サプリメント健康バイブル2004年版
2004年1月刊
定価1500円（税込）
小学館
日本サプリメント協会
（帯津良一）著

サプリメント選びにおすすめの一冊。サプリメントの基礎知識、予防的な観点から年代別に起こりやすい症状を解説、また、様々な視点から食習慣やサプリメントをアドバイス。事典的索引も便利で役に立つ実用的ガイド。

生田 哲
Satoshi Ikuta

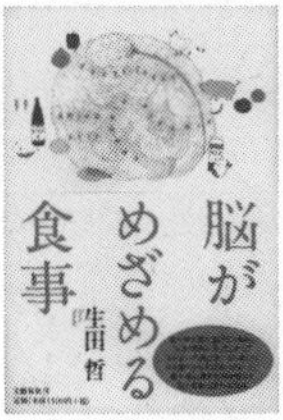

脳がめざめる食事
2004年10月刊
定価1575円（税込）
文芸春秋
生田　哲著

食べる物によって脳の性能が上がる？　辛みや酸味など香辛料でやる気がアップ。バランスのとれたメニューで心の病も治ってしまう。ボケを防ぐ、脳を柔らかくするなど、目的別のレシピも満載。また、キレない子どもに育てるには何を食べさせれば良いか、など最先端の研究が解き明かす、脳と食事の新常識。

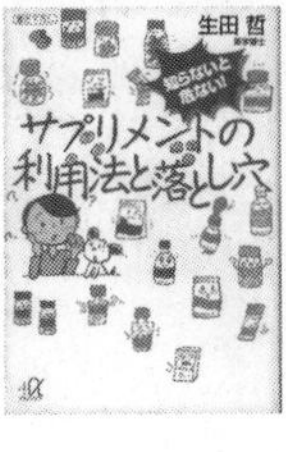

サプリメントの利用法と落とし穴
2003年7月刊
定価714円（税込）
講談社
生田　哲著

最近の生化学の進歩で、栄養素に関する新発見は目白押し。その結果誕生したさまざまなサプリメントは利用法次第。うまく使えば、老化とがん予防、肥満と糖尿病を防ぐ、頭の働きをよくするなどの効果が期待できます。でも、サプリメントならすべて効果があると思うのは早計。思わぬ落とし穴についてまとめた一冊。

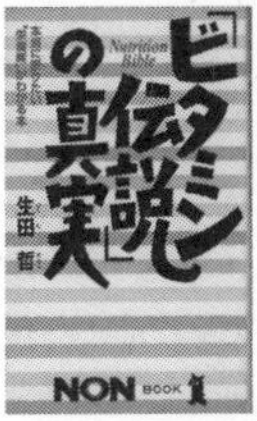

「ビタミン伝説」の真実
1997年10月刊
定価890円（税込）
祥伝社
生田　哲著

何を、どう食べたらいいのか。がん予防から美容まで本当に摂りたい「栄養素」がわかる本。

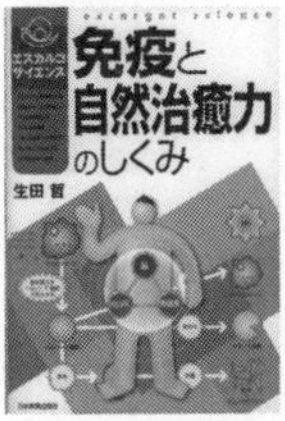

免疫と自然治癒力のしくみ
2004年1月刊
定価1470円（税込）
日本実業出版社
生田　哲著

人体に備わる免疫と自然治癒力のメカニズムを理解して、その謎をわかりやすく解き明かす。

南 研子
Kenko Minami

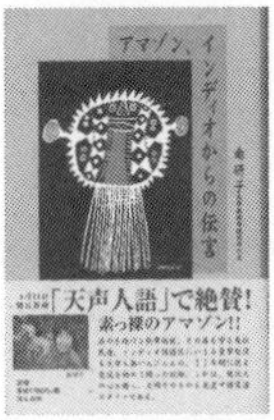

アマゾン、インディオからの伝言
2000年4月刊
定価1785円（税込）
ほんの木
南研子著

疲れた日常生活を元気づけ、新たな希望が湧いてくる女性NGO活動家のエッセイ。朝日新聞「天声人語」でも絶賛。

以上の本は、ほんの木で購入できます

お近くの書店で在庫があればお求めになれますが、各社の本を一度にお買いになる場合、小社「ほんの木」の通信販売が大変便利です。商品があれば1週間程度で発送致します。定価1260円（税込）以上の小社の本を1冊でも同時にお買い上げになると送料が無料。お支払いは宅配代引き、または郵便振込前払いで。詳しくは、左記をごらん下さい。

■ご注文方法■

〈ご注文・お問合せ〉
（電話）03-3291-3011（月～金9：00～7：00、土～5：00）
（FAX）03-3293-4776（24時間）
（Eメール）info@honnoki.co.jp
http://www.honnoki.co.jp/
〒101-0054 東京都千代田区神田錦町2-9-1
斉藤ビル3F ほんの木 ブックショップ係
（郵便振替）00120-4-251523（加入者）ほんの木
（送料）1回のご注文が10500円（税込）未満の方は368円（税込）がかかります。（代引手数料）1回のご注文が5250円（税込）以上は無料、5250円以下は210円（税込）がかかります。離島、国外へは別途送料がかかります。

編集後記

▼サプリ・健食の実態を知りたく1月下旬、横浜で開催された「総合医療展」へ行ってきました。出展が100社程度で玉石混淆、多少あやしげな物もありましたが、小中の開発熱心な企業の良心的な商品も多かったです。厚生労働省は、トクホや栄養機能食品といったサプリの法制化、基準づくりに一生懸命のようですが、成分や製造工程にこだわって作っている小中メーカが多いのも実態。ブランドでなく、中身でサプリを選べる賢い利用者になって下さい。今号の発行が遅れてしまい大変申しわけございませんでした。（高橋）

▼EPA・DHAを私は12年以上前から飲んでいます。O《オー》リングテストの開発者、ニューヨークの大村恵昭医学博士のすすめでした。昨今、このEPA・DHAはすごく人気で、広範囲の生活習慣病や体調管理によいそうです。が、健康食品、サプリメントの効能は容易に本にするのが難しく、ようやく一冊にまとめましたが出来ばえはどうでしょうか？小社でも、「元気なくらし」と名づけた、サプリ・健食の通販を始めました。こちらも厳選品ばかり。ぜひ一度お試し下さい。（柴田）

この講座の「定期購読」、編集部への「ご意見・お問合せ」は下記まで
TEL 03-3291-3011　FAX 03-3295-1080　Eメール　info@honnoki.co.jp
〒101-0054 東京都千代田区神田錦町2-9-1斉藤ビル（株）ほんの木

自然治癒力を高める連続講座⑥

心の自然治癒力

第6号
2005年2月25日第1刷

出版プロデュース　柴田敬三
発行人・編集人　高橋利直
発売　（株）ほんの木

〒101-0054
東京都千代田区神田錦町2-9-1　斉藤ビル
TEL 03-3291-3011
FAX 03-3293-4776
Eメール　info@honnoki.co.jp

Printed in Japan
郵便振替口座　00120-4-251523
加入者名　（株）ほんの木
印刷所　中央精版印刷（株）
ISBN4-7752-0023-2　C0030

デザイン　スタジオY2
表紙アート　はせくらみゆき（アートセラピスト）
本文イラスト　今井久恵
取材・文　矢崎栄司・清水直子・久保寺岳・柴田敬三・高橋利直・岡田直子・百名志保子
編集　（株）ほんの木
編集協力　大島正裕